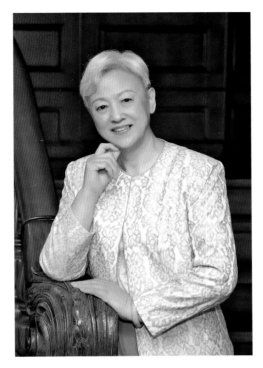

余莉芳教授

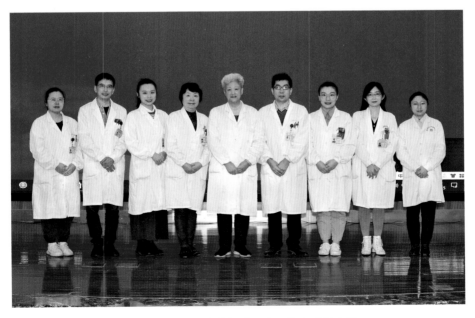

余莉芳名老中医学术经验研究工作室成员合影

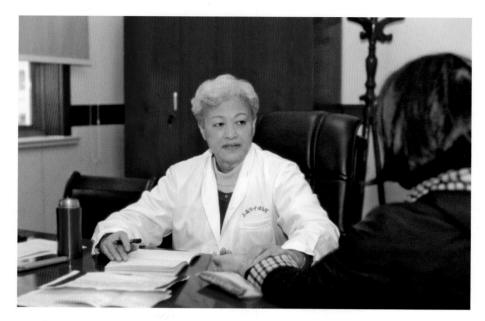

门诊工作

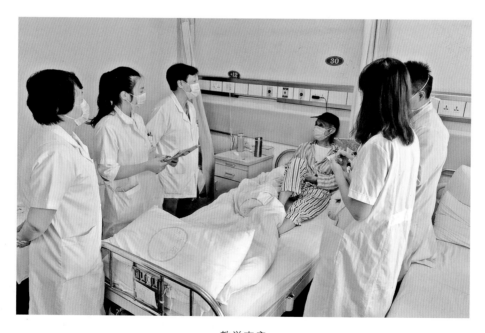

教学查房

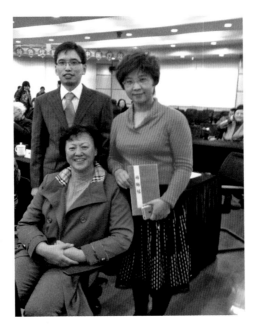

与第一批传承弟子合影

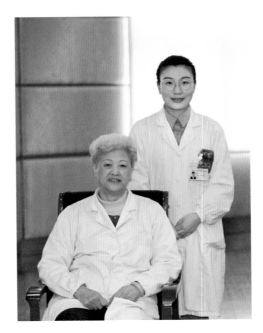

与第二批传承弟子合影

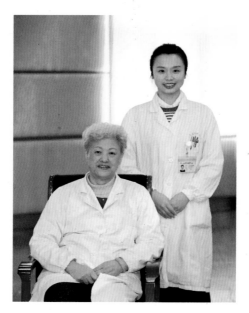

与第三批传承弟子合影

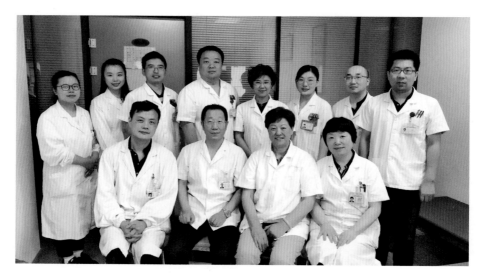

上海市中医医院余莉芳名老中医工作室全体成员

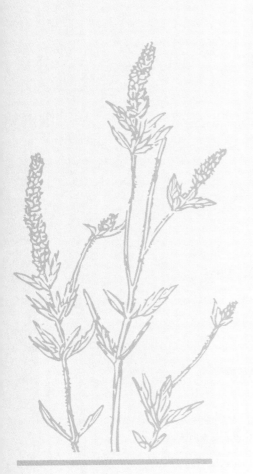

德医芳馨

七秩强歌 杏林芳华

上海市中医医院名医学术传薪系列

名中医

余莉芳

学术传承集

总主编 陆嘉惠 钟力炜

执行总主编 李 勇

主 编 李毅平 孙永顺

上海科学技术出版社

图书在版编目（ＣＩＰ）数据

名中医余莉芳学术传承集 / 李毅平，孙永顺主编
. -- 上海：上海科学技术出版社，2024.6
（七秩弦歌 杏林芳华：上海市中医医院名医学术
传薪系列）
ISBN 978-7-5478-6581-1

Ⅰ．①名… Ⅱ．①李… ②孙… Ⅲ．①中医临床－经
验－中国－现代 Ⅳ．①R249.7

中国国家版本馆CIP数据核字(2024)第062837号

名中医余莉芳学术传承集
主编　李毅平　孙永顺

上海世纪出版(集团)有限公司
上 海 科 学 技 术 出 版 社 出版、发行
（上海市闵行区号景路 159 弄 A 座 9F - 10F）
邮政编码 201101　www.sstp.cn
上海雅昌艺术印刷有限公司印刷
开本 787×1092　1/16　印张 13　插页 2
字数 205 千字
2024 年 6 月第 1 版　2024 年 6 月第 1 次印刷
ISBN 978 - 7 - 5478 - 6581 - 1/R·2988
定价：98.00 元

内容提要

　　本书是"上海市中医医院名医学术传薪系列"丛书之一，全书分为从医掠影、学术探析、心得集锦、医案医话及匠心传承五个部分，系统介绍了上海市名中医余莉芳的从医经历、学术经验、遣方用药、医案集锦等内容。

　　本书从临床诊疗实际出发，以提高临床疗效为第一要务，对余莉芳从医 58 年独到的临床辨证用药经验和学术思想做了较为系统的整理和总结，可以指导临床，启迪后学。全书内容丰富，理、法、方、药俱全，具有较高的学术价值和实用指导价值。

　　本书可供中医和中西医结合临床医师、中医院校师生及广大中医爱好者参考阅读。

本书编委会

主　审

余莉芳

主　编

李毅平　孙永顺

副主编

王　健　叶　悟　林柳兵

编　委（以姓氏笔画为序）

王　芮　王　健　王茛贤　叶　悟　刘　晏　刘晓琳

汤　健　孙永顺　李　勇　李毅平　张克慧　林柳兵

胡　晔　娄灵芝　袁孟春　潘相学

总 序

杏林芳华,七秩峥嵘;守正创新,再谱华章

　　杏林芳华,跨越七十载风霜;守正创新,开启新世纪辉煌。上海市中医医院自1954年建院以来,始终秉承传承创新的精神砥砺前行。党的二十大报告明确指出,"促进中医药传承创新发展"。作为一家中医特色鲜明、人文底蕴深厚、名医大家辈出的三级甲等中医综合医院,上海市中医医院集医、教、研于一体,矢志不渝,不断进取,设有上海市名老中医诊疗所,以及上海市中医、中西医结合专家诊疗所等服务平台,聚集了大批沪上及长三角地区高水平的中医药名家,同时致力于海派中医流派传承与研究。全院目前拥有5名全国老中医药专家学术经验继承工作指导老师,4个全国名老中医药专家传承工作室,11名上海市名中医,11个上海市名老中医学术经验研究工作室,1个上海市中药专家传承工作室,4个海派中医流派传承研究总(分)基地,5个上海中医药大学名中医工作室。近年来,医院更是加大人才培养力度,不断涌现如国家中医药管理局青年岐黄学者、上海市领军人才、浦江人才、上海市优秀学科带头人等高层次人才。

　　中医药源远流长,作为植根于中华文明、汇聚先贤智慧的医学宝库,在历史长河中生生不息、薪火相传。医院立足上海市,辐射长三角,肩负"承前启后,继往开来"的中医药事业发展重任。值此建院七十周

年之际,我们特别呈现"上海市中医医院名医学术传薪"系列丛书,汇集我院历年来获"上海市名中医"殊荣的 11 位中医名家的生平事迹、学术成就与医学贡献,深入剖析这些名中医的成长经历和职业轨迹,展示他们的医德医风和人文情怀,他们在临床实践中勤勉求精,在学术研究中开拓创新,在教育传承中桃李天下。习近平总书记指出,中医药学是"祖先留给我们的宝贵财富",是"中华民族的瑰宝",是"打开中华文明宝库的钥匙","凝聚着深邃的哲学智慧和中华民族几千年的健康养生理念及其实践经验";中医药的发展要"遵循中医药发展规律,传承精华,守正创新"。本丛书的编纂出版,正是我们贯彻总书记对中医药重要论述的一次生动实践。

本丛书通过从医掠影、学术探析、方药心得、验案撷英、匠心传承等多个维度,展现名中医们在各自专业领域的精湛医术、从医心得、卓越成就及对中医药传承发展的积极贡献;展现他们坚守传承,继承"青松传承"之志;自强不息,恪守"厚德、博学、传承、创新"的初心。他们的人生阅历、学术成就及文化自信不仅展现了个人的精彩,更折射出中医学这门古老学科的蓬勃生命力和新时代价值。

本丛书不仅是我院历届上海市名中医的成果集锦,也是医院精神财富的重要组成,更是新时代中医文化的时代印记。把中医药这一祖先留给我们的宝贵财富继承好、发展好、利用好,增强民族自信、文化自信、历史自信,相信本丛书的出版将为新一代中医人提供学习的范式、文化的支撑和前进的方向。

承前启后,绘就新篇。我们诚挚地将本丛书献给所有热爱和支持中医药发展事业的朋友们。以匠心传承,向文化致敬,既是对中医药博大精深的文化敬仰,也是对其创新发展前景的坚定信念。希望它的智慧之光能照亮求知之路,激发大家对传统医学的深切热爱,让更多人了解中医药的丰富内涵和独特魅力,让中医文化自信坚实中华优秀传统文化的自信。

凡是过往，皆成序曲；所有未来，力铸华章。愿书中诸位医者"海纳百川，有容乃大"的胸怀，激励更多有志英才，投身于中医药的创新实践之中，共创未来。

丛书编委会

甲辰年正月廿二

序 言

　　余莉芳教授是上海市名中医,享受国务院特殊津贴专家,上海中医药大学教授,硕士研究生导师,已被上海市中医医院聘任为名中医终身职。其1966年毕业于上海中医学院(现上海中医药大学),曾任上海市中医医院大内科主任兼消化科(脾胃病科)主任、上海市中医医院内科教研室主任。现为上海市中医医院余莉芳名老中医学术经验研究工作室主任,兼任上海市中医药学会脾胃病专业委员会顾问等职。

　　余莉芳教授从医58载,治学严谨,医德高尚,学验俱丰,循古训而不辍,师众长以创新,带领名老中医工作室成员坚持研习中医经典,探讨治疗经验,研发了"纳达合剂""芪榔合剂""消脂保肝饮"等院内制剂。临证注重古为今用、洋为中用,提出将中西药物配合应用纳入中医辨证论治范畴的观点,擅长诊治慢性萎缩性胃炎伴癌前病变、胆汁反流性胃炎、肠易激综合征、溃疡性结肠炎、顽固性便秘等各种胃肠疾病,尤其善于治疗慢性消化道疾病伴有抑郁焦虑症等复杂性疾病及中老年人多脏器疾病的综合调治。根据多年行医经验,恪守整体观念,重视调脾和胃,尊崇"胃喜润而恶燥"的特性,辨证用药常加入养阴之品。对待患者经常予以心理疏导,倡导"从心论治""从肝调治",秉持仁心仁术,临床疗效卓著。

　　今学生门人将其学术思想、用药经验整理成册,全面论述了余莉芳教授的从医经历、学术思想及临床经验。全书分为从医掠影、学术探析、心得集锦、医案医话和匠心传承五个部分,内容丰富。书中精选了她匠心独运的临床案例,对其辨证用药之理做了深入浅出的分析。其中的用药经验乃是建立在余莉芳教授几十年临床心得的基础上,书中对所用中药的适应证、有效剂量、药后反应等均有详细介绍,当中体现的因地、因时、因人制宜的辨证论治思想,非有真知灼见者不能臻此境界。

阅读本书将对中医从业者及脾胃病专科医师多有裨益,特此祝贺,并乐为之序。

全国名中医 蔡淦

2023 年 12 月

前　言

中医脾胃学说源于《黄帝内经》，是中医学的重要组成部分。受《黄帝内经》影响，重视脾胃，保护胃气，成为中医治疗学的重要特色之一。唐宋金元时期，脾胃学说得以全面发展。李东垣独树一帜，秉承《黄帝内经》"土者生万物"的理论，并吸收了仲景的学术思想，认为脾胃病多由虚损造成，创立了脾胃内伤学说；强调脾气升发的特点，注重补气升阳药物的运用，创制了升阳益胃治疗脾胃病的系列方剂，从而使脾主升清的理论内涵更加完备。叶天士补充了东垣详于治脾、略于治胃的不足，更加明确地阐述了脾胃分治之理，创立了胃阴学说，在治疗上创立了甘凉濡润、甘缓益胃、酸甘敛阴、清养悦胃等法，发展和完善了脾胃学说。

上海市名中医、上海市中医医院余莉芳主任从事中医药诊治工作58年，勤求古训，博采众家，积累了丰富的临床经验。强调尊古而不拘泥于古，继承与创新并重；注重集思广益，贵在实践。临床上恪守整体观念，尤其重视调脾和胃，在推崇李东垣的脾胃理论的同时，又重视"胃喜润而恶燥"的特性，对慢性萎缩性胃炎伴癌前病变、胆汁反流性胃炎、肠易激综合征、溃疡性结肠炎、顽固性便秘等各种胃肠疾病的诊治均有很高的造诣，尤其善于以"从心论治""从肝调治"之法对慢性消化道疾病伴有抑郁、焦虑症等复杂性疾病及中老年人多脏器疾病的综合调治，这些都体现了余莉芳主任治疗脾胃病"常中有变"的学术思想。她认为中医脾胃病的治疗，应当充分学习、理解前人的理论，汲取、掌握前人经验,并随着时代变迁、疾病谱的变化而有所进步。余莉芳主任在治疗脾胃病方面的独到见解和宝贵经验,对于渴求精进的中医人来说,可谓字字珠玑。更为重要的是,余莉芳主任严谨求实、精研医道的精神和态度正是中医人从事临床工作所需的特质,是需要我们新一辈中医人继承与发扬的。

余莉芳主任性格谦和、仁心宽厚,治学严谨、诊治审慎,遣方用药追求恰到好处。我们有幸跟随余莉芳主任学习脾胃病的治疗,通过老师精心指导,我们耳濡目染,更悟出中医学的博大精深,深感其积累的临床经验之宝贵,深刻认识到总结研究、继承推广其学术经验具有重要的意义。中医治病提倡"整体观念""三因制宜"和"辨证论治",这些都必须通过长期的临床实践,不断感悟和体会,才能精准掌握。

上海市余莉芳名老中医工作室各位同仁按照上海市卫生健康委员会、上海市中医医院领导和院传承发展处的要求编写了《名中医余莉芳学术传承集》。本书从实际出发,对余莉芳主任的学术思想、临证用药经验、临床验案做了较为系统的整理和总结。希望从事脾胃专科的同仁和广大中医爱好者能从中有所借鉴、学习和发扬,何幸如之!

本书的编写,余莉芳主任全程参与,亲自拟纲、亲自审稿。承各位余莉芳名老中医工作室成员鼎力相助,上海市中医医院传承发展处及脾胃病科全体医生的倾力支持,得以成书。由于我们水平有限,不能对一些问题更加全面、深入地加以阐明,对余莉芳主任的临床经验也仅及一二。文中疏漏之处,恳请不吝赐教,给予批评指正。

编者

2023 年 11 月

目 录

第一章

从医掠影篇

余莉芳,女,1943年生,浙江鄞县(今属宁波)人,主任医师、教授。1966年毕业于上海中医学院(现上海中医药大学),从医58年。曾任上海市中医医院大内科主任兼消化科主任,上海市中医医院内科教研室主任,硕士研究生导师。2000年获评"享受国务院特殊津贴专家",2003年被评为"上海市卫生局三八红旗手",2004年被评为"上海市卫生局优秀共产党员",2022年被评为"第五届上海市名中医"。现为上海市中医医院余莉芳上海市名老中医学术经验研究工作室主任暨脾胃病科学术带头人,并被聘任为上海市中医医院名中医终身职,兼任上海市中医药学会脾胃病专业委员会顾问,是上海脾胃病专业德高望重的老专家。

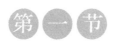

从医之路

余莉芳祖辈、父辈都不是从医的,四个哥哥都学理工科。余莉芳妈妈体弱多病,经常看中医、吃中药,非常希望女儿能学医,她遵从父母的意愿报考了医学专业,1960年被上海中医学院医疗系录取,开始了中医的学习。父母、哥哥们都鼓励她努力学习,做一名好中医。大学期间曾受到过黄文东、凌耀星、金寿山、张伯臾、沈仲理、顾伯华等多位名中医的教导和蔡淦的带教。

余莉芳1968年被分配到四川万县地区(现重庆万州)的走马区医院。该院是山区基层医院,院长是一位老中医,全院医护人员8人,没有分科。2年半的基层全科工作让余莉芳在业务和生活各个方面都得到了很好的锻炼。她工作刻苦认真,即便怀孕反应严重,也边输液、边坚持工作。环境的艰苦磨练了她坚强的意志,她也和当地的人民建立了深厚的感情。由于工作调动,临行时当地好多民众为她送行,依依不舍,让她深切地感受到当地人民的淳朴、热情、重情义。

余莉芳1972年被调到江苏镇江的镇江医学院附属医院(现江苏大学附属医院)。这是一所综合性医院,西医各科比较齐备,中医科分内科和外科,但中医科有门诊,没有病房。当时中医内科有5位医生,余莉芳跟随曹永康主任等老中医抄方,不定时去参加西医内科主任查房,学习诊疗技术,后又在中西医结合肺科病房工作近3年,学习了抽胸腔积液、气胸插管等操作,这一切为她今后开展病房工作奠定了基础。在镇江的18年间,余莉芳还承担了镇江医学院医疗系、中医大专班的中医学教学工作,并担任了两届西学中班的班主任和承担了大部分中医教学工作,讲授过中医学基础、中药学及部分中医内科学、妇科学等课程。这样的医教相长,使她在中医理论知识和临床技能方面得到了很大的锻炼和提高。她还参与了江苏省名中医朱良春的"益肾蠲痹丸"的研制,负责了临床疗效观察工作。1985年余莉芳晋升为副主任医师,并被任命为中医内科主任,那时她已是镇江市中医药学会副理事长。在继承前辈的学术思想、学习他们丰富的诊治经验的同时,余莉芳笃行实践、推陈出新,为今后脾胃病治疗实践打下了坚实的基础。

一晃在镇江18年过去了,她的父母亲年岁已高,体弱多病,需要有人照顾,希望学医的女儿能调回上海。经上海市卫生局和中医处批准,余莉芳于1990年正式调入上海市中医医院。

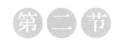

临床成果

余莉芳调入上海市中医医院后,1991年起先后被聘任为内一科、大内科主任,长期主持中医病房工作,定时开设普通门诊、专科门诊,连续3年获病房医师门诊贡献奖。1995年起应邀在上海市名老中医专家诊疗所及上海市中医、中西医专家诊疗所开设专家门诊至今,积累了丰富的治疗经验。

作为大内科主任,在历届上海市中医医院领导的带领下,余莉芳积极配合发展内科建设,协助建立大内科门诊室,陆续拓展7个二级分科(心内科、呼吸科、消化科、内分泌科、神经内科、肾病科、血液科),同时兼任消化科主任(后改为脾胃病科),并分别协助建立各科病房、扩大病房。努力协助医院通过了三级甲等医院、上海中医药大学非直属附属医院、药物临床试验质量管理规范(GCP)基地的评审,为医院的发展做出了卓越的贡献,于2000年获得了"享受国务院特殊津贴专家"的奖励。

余莉芳临床擅长中西医结合治疗慢性胃肠道疾病,注重古为今用、洋为中用,提出西药应用应纳入中医辨证论治的观点。临床上恪守整体观念,调脾胃的同时重视与他脏的关系,倡导胃肠病应"从心论治""从肝调治",善于治疗慢性消化道疾病伴有抑郁焦虑症等复杂性疾病,对中老年人多脏器疾病的综合调治有丰富的临床经验。秉持医者仁心,用药推崇药简效验,重视心理疏导和饮食指导,临床治疗讲求实效。

余莉芳临诊之余亦积极参与教研工作,曾在上海中医药大学授课。承担多项院级科研课题,其主持的局级课题"纳达口服液治疗胆汁反流性胃炎的临床观察"获上海市科技成果奖。积极指导和参与青年医师的科研工作,带教硕士生2名,学生祁培宏硕士毕业后回到青海,现已成为青海省名中医;学生王健成为上海市中医院脾胃病科骨干力量。2004年成立上海市中医院"余莉芳老中医工作室",带领工作室成员学习中医经典著作、开展业务讲座。发表论文30篇,2002年参编《中华临床药膳食疗学》(主编沈丕安),2005年编著《消化性溃疡》、副主编《中医内科临床手册》(主编蔡淦),2007年主编《上海名老中医治疗消化病经验精粹》,2017年主编《消化道常见疾病有问必答》,2018年主编《吃出健康来——胃肠病的饮食调理》。2018年起作为上海市中医医院名师传承项目导师,带教中医后备力量,脾胃病科王健、潘相学为第一批跟师学员,叶悟为第二批跟师学员,林柳兵为第三批跟师学员。还曾带教上海市浦东新区潍坊社区卫生服务中心袁孟春等多名基层医院青年中医师。除了安排学生定期跟师抄方、撰写跟师医案外,还对他们进行《黄帝内经》《中药学》等的讲解导读,以提高学生的经典理论和临床用药水平。老中医工作室成员近5年来坚持每2周一次中医经典著作学习,先后学习了李东垣《脾胃论》《内外伤辨惑论》及朱丹溪《格致余论》等。组织各位医师进行学术讲座,对临床工作中遇到的问题进行针对性的讨论,完成学习体会资料汇编3册,带领工作室学术继承人撰写并出版学术专著2部。

"余莉芳老中医工作室"自2004年成立以来共培养学术继承人11人,其中主任医师4人,副主任医师1人,主治医师4人,住院医师2人,目前1位已成为博士生导师,4位成为硕士生导师。继承人对余莉芳经典方进行临床及基础研究,近年来先后获得国家自然科学基金课题7项,上海市自然科学基金课题2项,上海市教育委员会、上海市卫生健康委员会等局级以上课题20余项,上海中医药大学校级课题3项;发表中文核心期刊论文119篇,其中SCI论文16篇;作为主要完成人获得上海市科技进步奖二等奖、中国中西医结合学会科技进步奖一等奖各1项,为老中医学术思想的创新及推广应用奠定了坚实的基础。

2022年余莉芳被评为第五届上海市名中医,现为上海市中医医院余莉芳上海市名老中医学术经验研究工作室主任暨脾胃病科学术带头人,带领工作室成员进行"脾胃病常用中药古今应用"、"经络穴位应用"、清代名医黄元御《四圣心源》等的学习。2023年11月起定期门诊带教,并指导上海市静安区石门二路社区卫生服务中心、上海市青浦区徐泾镇社区卫生服务中心建设工作站,不断为传承发扬中医药事业努力!

第二章

学术探析篇

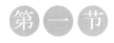

学术思想渊源

一、《黄帝内经》对余莉芳学术思想的影响

《黄帝内经》作为中医理论的奠基之作,对余莉芳学术思想的形成影响重大。余莉芳认为《黄帝内经》对脾胃的论述虽在各篇均有出现,相对分散,但其对脾胃病的生理功能、病理特点、诊治原则,以及饮食调理等方面的描述已十分全面。

1. **对脾胃生理功能的认识** 《素问·灵兰秘典论》提到:"脾胃者,仓廪之官,五味出焉。"《素问·玉机真脏论》:"五脏者,皆禀气于胃。胃者,五脏之本。"《素问·痿论》:"脾为胃行其津液。"这都是对脾胃功能的整体概括。而《素问·经脉别论》中说:"食气入胃,散精于肝,淫气于筋,食气入胃,浊气归心,淫精于脉……饮入于胃,游溢精气,上输于脾,脾气散精,上归于肺,通调水道,下输膀胱,水精四布,五经并行。"则是对脾胃生理功能较为全面的认识。《素问·六节脏象论》曰:"脾、胃、大肠、小肠……营之居也,名曰器,能化糟粕,转味而入出者也。"脾胃一脏一腑,形质有别,均居于中以灌四旁,《素问·玉机真脏论》曰:"脾为孤脏,中央土以灌四旁。"可见脾胃为气血化生之源,滋养诸脏,乃阴阳升降之枢纽。

2. **对脾胃发病机制的认识**

(1)气机升降失常:《黄帝内经》中"脾气散精,上归于肺""胃……故泻而不藏,此受五脏浊气,名曰传化之腑,此不能久留,输泻者也""升降出入,无器不有""清气在下,则生飧泄,浊气在上,则生膜胀"等有关脾胃升降的论述,为后世进一步阐释脾胃升降奠定了理论基础。若脾气运化失职,清气不升,可影响胃的受纳与通降,出现纳呆、呕恶、嗳气、脘腹膜胀等病症。反之,若饮食失节,食滞胃脘,浊气不降,也同样影响脾气升清和运化,出现大便溏稀、泄泻,甚至下利清谷等病症。

(2)虚实寒热失常:在脾胃病理机制方面,《黄帝内经》提出了"阳道实,阴道虚"的理论。《素问·太阴阳明论》:"黄帝问曰:太阴阳明为表里,脾胃脉也,生病而异者何也……故阳道实,阴道虚。故犯贼风虚邪者,阳受之;食饮不节,起居不时者,阴受之。阳受之则入六腑,阴受之则入五脏。入六腑,则身热,不时卧,上为喘呼;入五脏,则膜满闭塞,下为飧泄,久为肠澼。"其中"阳"指阳明胃腑,"阴"指太阴脾脏。胃主降浊,推送糟粕下行外出,病则腑气不通,浊气不降,糟粕不行,且阳明之病,易于化热燥结,故病则多从燥化、热化,易与邪结,临床以实证、热证多见。脾主运化、升清,病则水谷精微不能化生,清阳不升,脾气易虚,湿浊内生,湿胜则脾阳受伤,故病多虚证、寒证。"阳道实,阴道虚"对胃病多实,脾病多虚的病机趋向做了高度概括,后世据此总括为"实则阳明,虚则太阴"。在治疗上,胃病侧重泻实,脾病侧重补虚。

3. 对治疗脾胃病的认识 《黄帝内经》中多次提及在其他疾病的治疗过程中,要重视调脾胃以安五脏,提出了他脏之病从脾胃论治的理论依据。认为脾胃居于中焦,为机体代谢的枢纽,若脾胃不和,各种病理产物随之产生,从而影响其他脏腑功能,均可从脾胃论治。

如《素问·痿论》言:"治痿独取阳明。"盖阳明属胃,与脾相为表里,脾主四肢,在体合肉,脾胃为水谷之海,为后天之本,气血生化之源,肌肉、四肢需赖脾胃水谷之精气濡养,才能充实健用,而且阳明经多气多血,为十二经之长,主润宗筋。阳明虚,则宗筋纵,宗筋纵则不能束骨以活动关节。痿证采用"独取阳明"之法,正可以润宗筋、束骨、利关节,达到治疗的目的。故治痿证的关键在于健脾胃。

《素问·痹论》又提出:"营卫之气亦令人痹。"营卫之气的生成及运行与中焦脾胃密切相关,不论痹证虚实,皆与脾胃关系密切,故治痹证亦当从脾胃论治。

《素问·咳论》曰:"其寒饮食入胃,从肺脉上至于肺,则肺寒,肺寒则外内合邪,因而客之,则为肺咳。"强调咳嗽与脾胃功能是否正常密切相关,临床治疗各类咳嗽多从脾胃着手,有"脾为生痰之源,肺为储痰之器"之论,如慢性咳嗽痰饮停肺者,需健脾化痰;肺气亏虚者,可培土生金;肺阴不足者,益胃生津,等等。他脏之病,从脾胃论治的理论对后来历代医家的观点形成都有十分深远的影响。

《黄帝内经》中多次提及顾护胃气的重要性,无论急性病,还是慢性病的治疗,有无胃气,都影响着疾病的发生、发展和转归,《素问·玉机真脏论》论述五虚死时提到:"粥浆入胃,泄注止,则虚者活。"精气夺则虚,对于五脏虚病,当顾护脾土为要,由此可见,审察胃气之存亡,可以预料疾病的预后。《素问·热论》:"病热少愈,食肉则复,多食则遗,此其禁也。"因热病未愈,饮食过于肥甘厚腻,则损伤胃气,故而余热不散,因此在疾病治疗中,应时刻重视顾护胃气。

心神与脾胃生理上密切关联,在《黄帝内经》的理论系统中也有体现。《灵枢·本神》云："脾藏营，营舍意。"且"心有所忆谓之意"，即心里有所忆念但所向未定的称之意，有意念、注意之意。《素问·阴阳应象大论》云："脾在志为思。""思"即思考、思虑，故"意""思"与脾之功能密切相关。心神与脾胃病理上亦互相影响。脾胃为机体气机上下斡旋的枢纽，心神状态与脾胃气机运行也有重要影响。《灵枢·口问》中"岐伯曰：心者，五脏六腑之主也……悲哀愁忧则心动，心动则五脏六腑皆摇，摇则宗脉撼。"说明心神异常可影响其他脏腑功能失调，引起经脉气血运行失常而致病，而脾胃居于中焦，又为脏器之本，心神不安，不仅可直接影响脾胃功能失调，也可因其他脏腑功能失调，最终影响脾胃功能。

受《黄帝内经》脾胃学术思想的影响，余莉芳在治疗脾胃病时，十分重视脾胃病与他脏病变的相互影响，在治疗脾胃病时，尤其重视"安心神以调脾胃"的理论思想，从而提出脾胃病"从心论治"的观点。诊治过程中，往往会加用一些养心安神药，如茯神、柏子仁、酸枣仁、合欢花等。或加入清心镇静药，如百合、竹叶心、灯心草、磁石、珍珠母、龙骨等。在治疗脂肪肝、高脂血症时，认为这些病的病机包括肝失疏泄、肝血瘀滞、脾虚失运、湿痰内生，以痰、瘀、湿及脾虚为病理关键，治疗上以清热疏肝解郁、活血化瘀通络、健脾化湿祛痰为基本大法，创制了经验方"消脂保肝饮"，紧抓气滞、血瘀、痰湿及脾虚四个环节，十分重视健脾在治疗中的作用。对于慢性功能性便秘，有因脾气虚弱而至肠道推动无力；也有阴津不足而至肠燥津枯，故以健脾胃之气为主，配合养阴润肠，以恢复肠道功能。总之，余莉芳在诊治各种疑难杂症遣方用药时，不忘调和脾胃的升降，酌加和胃之品、健脾之药；为防止苦寒、滋腻之品伤胃，时佐以和胃消导之品，如藿香、半夏、陈皮、枳壳、焦楂曲、豆蔻之类，使得脾胃升降调和，药物输布畅达而达病所，充分发挥药效。

二、《脾胃论》对余莉芳学术思想的影响

《脾胃论》是金元时代医家李东垣的代表著作。李东垣师从张元素，受其师倡导的脏腑辨证学说的启发，通过长期的临床实践积累了丰富的经验，从脾胃的生理、病理，到脾胃内伤病的病因、诊断和治疗，对余莉芳的临床思辨有很大的启示。

1. 李东垣阴火论

（1）脾胃虚弱致"阴火"的产生：李东垣所称之阴火，余莉芳认为可理解为是在某些异常因素作用下寄藏于下焦肝、肾的相火转化成的病理之火、亢盛之相

火。《脾胃论》中记载"既脾胃气衰,元气不足,而心火独盛。心火者,阴火也,起于下焦,其系于心,心不主令,相火代之;相火,下焦胞络之火,元气之贼也。火与元气不两立,一胜则一负。脾胃气虚,则下流于肾,阴火得以乘其土位。"在脾胃论中,李东垣没有把"阴火"单纯定义为某一脏腑之火。纵观《脾胃论》全书,根据李东垣"内伤脾胃,百病由生"的学术思想,认为阴火的产生主要发生在脾胃,是由于饮食情志所伤导致。盖因七情郁结化火,心火亢盛则乘脾土。同时,心火又损耗元气,加重脾胃的损伤。心火亢盛乘脾,耗伤元气,是脾胃虚弱的常见原因。脾胃虚弱产生以后,脾胃丧失运化水谷之功能,上则导致清阳不升,不能滋养上焦心、肺,导致心不能运行血液,肺不能宣发肃降;下则导致水湿下注下焦,阻碍肝、肾气机的正常流通敷布,肝、肾中的正常相火必然郁遏而转化为病理之相火。阴火上冲下达,内走外窜,可以充斥于全身不同部位,而表现出不同的症状。李东垣分别称为心火、肝火、脾火、胃火、肺火、五志之火、下焦包络之火、实火、相火、七情之火等,虽然其部位和症状不同,但其本质则一,皆为阴火。

(2)重视情志因素:受阴火理论的影响,余莉芳在临床中十分重视情志因素,认为情志因素容易通过多种方式导致脾胃虚弱。李东垣说:"饮食失节,及劳役形质,阴火乘于坤土之中……皆先由喜、怒、悲、忧、恐为五贼所伤,而后胃气不行,劳役饮食不节继之,则元气乃伤。"

首先是木郁乘土。余莉芳认为木郁不仅要看到有肝气郁结,更要考虑兼有脾胃虚弱。肝气都结,常常克伐脾胃,导致脾胃虚弱。李东垣在《脾胃论》中说:"木郁达之者,盖谓木初失其性郁于地中,今既开发行于天上,是发而不郁也,是木复其性也,有余也,有余则兼其所胜,脾土受邪,见之于木郁达之条下,不止此一验也。又厥阴司天,亦风木旺也,厥阴之胜,亦风木旺也。俱是脾胃受邪,见于上条,其说一同。"对于肝郁脾虚证,不能再用滋补肝脏法,补肝法则会加重肝气郁滞,进而更会导致脾胃虚弱,最终会形成恶性循环。如果不解"木郁达之"四字之义,反作"木郁治之",脾胃又受肝木制约,正所谓补有余而损不足也。故余莉芳对于肝郁脾虚证,多选用疏肝健脾的方法。一方面疏肝,另一方面健脾,两者相辅相成,临床多选用柴胡疏肝散和解肝煎两方化裁。

其次是心火亢盛。余莉芳总结,心火侵害脾胃,导致脾胃虚弱,临床表现食入则困倦、精神昏冒而欲睡。如果脾胃虚弱不能运化水湿,水湿下注于下焦肝、肾,肝、肾相火不得流通而郁结,演变为阴火,阴火流窜侵害脏腑造成种种病变,这就称为内伤热中证。临床表现为全身疼痛、身体沉重、关节酸痛、头晕目眩、手足颤动、四肢麻木不仁、脉洪大而弦等。余莉芳临证多选用二阴煎化裁以清心火。

　　余莉芳认为肝木旺盛，子病及母，可导致肾脏亏虚，引起水湿泛滥。而肝木旺盛也可导致脾土虚弱，脾虚不能运化水湿，导致水湿停滞。水湿向下流注于肾，又助肾水泛滥。水湿泛滥上乘于其他脏腑，则表现为种种疾病。如涉及脾，表现以痰涎为主；肾水泛滥，表现以唾液为主；涉及肝，表现以泪液为主；涉及肺，表现以鼻涕为主。正如李东垣所说："入脾为痰涎，入肾为唾，入肝为泪，入肺为涕。"此等症状，余莉芳均以健脾利湿为基本治则。

　　2. 脾胃为元气之本　元气又叫"原气""真气"，它是维持人体生命活动的动力之源，也是维持生命活动所必需的基本物质。《黄帝内经》中有"真气者，所受于天，与谷气并而充身者也"的论述，表明了元气虽源于先天，但又靠后天水谷之气不断充养，元气才能保持充盈，使生命不竭。李东垣说："真气又名元气，乃先身生之精气也，非胃气不能滋之。"同时他还认为人身诸气，莫不由胃气所化。他说："夫元气、谷气、营气、清气、卫气、上升之气，此数者，皆饮食入胃，谷气上行，胃气之异名，其实一也。"李东垣引用了《灵枢》中《五癃津液别》《海论》《玉版》等篇有关论述，说明在正常情况下，人受水谷，由脾胃输布精微，化生元气。

　　余莉芳归纳脾胃的盛衰直接决定元气的盛衰。如果脾胃有病，则必至气血俱弱，因此，李东垣所称由胃气所化的元气，不仅指先天之精气，实也概括了阴阳气血。所以，他明确指出"脾胃为血气阴阳的根蒂也"。

　　3. 脾胃为升降之枢　李东垣熟谙《黄帝内经》之理，在《脾胃论》中说："万物之中，人一也。呼吸升降，效象天地准绳阴阳。"他阐发《黄帝内经》"人与天地相参"的观点，认为人体呼出吸入，升清降浊，进行新陈代谢，人的生长壮老的过程，符合"天地阴阳生杀之理"，并认为呼出吸入虽与升清降浊有所不同，其实出入是升降的另一种表现形式。

　　李东垣还认为，天地有春夏之升浮，而继之能转化秋冬之降沉，乃因中土斡旋其间。如《内外伤辨惑论》曰："四时者，是春升、夏浮、秋降、冬沉，乃天地之升浮化沉降。化者，脾土中造化也。"天人合一，其脏腑气性应四时。《素问释义》说："肝气温和，心气暑热，肺气清凉，肾气寒凝。"脏腑气性功能赖脾胃升降作用保持正常。

　　余莉芳受此启发，结合自身临床经验，认为在脾胃升降这对矛盾中，脾气升清占主导方面。只有脾胃健运升降有常，才能维持"清阳出上窍，浊阴出下窍；清阳发腠理，浊阴走五脏；清阳实四肢，浊阴归六腑"，在遣方用药时，非常注重升降的平衡，如泄泻者，既注重用葛根、柴胡之属升脾阳、升清气，又注重用木香、枳壳之类降胃气、降浊气;脾胃不和,胃气上逆者,治疗时多在降胃气的同时,再用参草类补中健脾。

4. 李东垣禁忌论 李东垣禁忌论包括:医生治病时不可违背时令的变化而确定治法和处方用药,称为时禁;医生治病时不可违背六经传变而确定治法和处方用药,称为经禁;医生治病时不可违背病情而处方用药,称为病禁;医生治病时不可无视药物对病情的影响而处方用药,称为药禁。

受其影响,余莉芳临床上用温性药物避开温暖的天时,用热性药避开炎热的天时,用凉性药避开清凉的天时,用寒性药避开寒冷的天时。春季温暖时不适合用桂枝汤,因温药可助阳,夏季炎热时不适合用大、小青龙汤,因热药也可助阳,秋季寒凉时不适合用麻黄汤,因可发散阳气,冬季寒冷时不适合用白虎汤,否则是违反自然规律而伤害人体元气的。对于阳气亏虚的患者,余莉芳嘱咐患者所吃食物和药物要防止损害阳气。少盐的淡菜及淡味如茯苓、猪苓、滑石、通草等渗利之药,都阻碍阳气升发;各种苦味药物如黄连、黄柏、龙胆草、芦荟等,因为寒凉沉降阻碍阳气的升发;又比如附子、干姜、肉桂、酒类等,因为辛热助火而耗伤阳气。余莉芳非常注意用药的"因时制宜"。

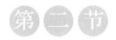

第二节

尊崇"胃喜润而恶燥"的特性

余莉芳宗《黄帝内经》之旨,承袭刘完素"胃中润泽"之思想,继承朱丹溪"阳常有余,阴常不足"的观点,博采诸家学说,经过长期的临床实践,认为"胃喜润恶燥",临床治疗慢性胃肠病重视养胃阴。

一、胃喜润而恶燥的生理与病理

生理上,胃体阳而用阴,是指胃的受纳腐熟功能全赖胃中的阳气维持正常生理活动,在胃阳的推动、温煦作用之下,使胃腑得以自上而下蠕动不已,气机得以顺降,使食物得以磨化、腐熟,故胃在体为阳,以阳气为本。然而饮食入于胃,不单需要胃阳的推动、温煦作用,还需要胃中津液的濡润和腐熟,只有胃中津液充足,方能维持其正常通降下行。

病理上,胃喜润而恶燥,胃病初期多实热,胃为阳腑,胃为燥热之邪所扰,津液易损,因此在临床上常可见感受外邪,初期易化热化燥,而出现发热、汗出、口渴、大便干结等症状,多为实证;而慢性病发病日久,胃的受纳腐熟功能失常,易伤津耗阴,胃润泽不及,临床更多兼见胃阴不足证。

二、胃阴亏虚的病因及病机特点

1. 胃阴亏虚的病因　余莉芳结合多年临床经验认为,慢性胃肠病病证复杂,病因多样,然久病胃阴亏虚者,究其病因,不外乎以下几点:① 饮食不当:五味先入于胃,饮食不当最易伤胃,过食肥甘厚味,饮食积于胃肠而化热,易耗伤阴津;嗜酒、喜辣等辛热之物,则更伤胃阴,日久必然出现胃阴亏虚之证。② 忧思焦虑,情志所伤:慢性胃肠病患者反复难愈,难免造成焦虑抑郁情绪,长期情志不遂,郁而化火,心肝火盛也易灼伤胃阴。③ 他脏损及:胃乃中焦后天之本,生化之源,胃阴不足可损及他脏,然他脏之疾,也易损伤胃阴。如外感温、热、燥邪,先伤肺阴,继伤胃津,而致肺胃阴虚;再如年老肾阴不足,肾水匮乏,同时亦可见胃阴不足。④ 医药所伤:医者若不祥辨气血阴阳,或遇慢性胃肠疾病迁延不愈者,长期、大量投以温阳、理气、燥湿、利湿、辛香等中药,而伤及胃阴。

2. 胃阴亏虚的病机特点　关于胃阴虚的病机,余莉芳认为胃阴虚证的基本病机有两点:其一,胃失濡润,胃中阴液不足,阴虚则生内热。可见胃脘嘈杂、隐隐灼痛,胃阴匮乏,津不上承,则口燥咽干,不思饮食;舌红干少苔,甚或剥苔、无苔;津液不能下润,则大便秘结、小便短少。其二,胃失和降。胃阴不足者,胃不能完成受纳、腐熟、通降水谷的功能,因而临证可见饥不欲食、呃逆、干呕、餐后胃胀等症状。

三、临床用药重视养护胃阴

余莉芳在临床辨证治疗慢性胃肠病时,强调如遇有胃阴亏虚为表现的慢性胃肠病,当以养胃阴来达到滋阴润燥和胃的目的;如果无胃阴亏虚之表现者,为防止应用健脾渗湿、疏肝理气、燥湿清热等药物易损伤胃阴,当需同时配合护胃阴之品。

1. 胃阴虚者,养胃阴　余莉芳认为治疗胃阴虚,当以通、降、和为用、为补;使之益胃而不滞,清热而不损胃气。用甘平,或甘凉濡润之品,以养胃阴,则津液来复,使胃通降。此治则与《黄帝内经》之"六腑者,传化物而不藏,以通为用"的思想相合。在治疗胃阴虚证时,她认为胃腑非阴柔之药润之则易失其协和,因此在选方用药上主张甘凉养胃为主,清养胃阴,药选麦冬、北沙参、芦根、鲜石斛、玉竹等性味平和之品。如阴阳亏虚,胃火炽盛者,舌红无苔或舌裂明显者,常选用甘寒之品,如知母、生地黄、天冬、玄参等,滋胃阴,清胃热;对慢性腹泻损伤胃阴,或医药损伤脾胃而致腹泻又不耐滋阴养胃者,常选用酸甘化阴之法,选用乌梅、五味子、白芍之品。对于治疗有胃阴不足的其他内科杂病,包括咳血、咳喘、胁痛、眩晕以及痿证等,也取得良好效果。

2. **无阴虚者,护胃阴** 余莉芳认为,慢性胃肠病诱发因素较多,因此难以痊愈,病程较长,证候兼杂,症状反复,因此在临床经常会用一些健脾渗湿、芳香化湿、清热燥湿、疏肝理气及温阳健脾药品,此类药物性味辛香温燥,长期反复使用,难免会损伤胃阴,因此,在临床辨证施药时,即使没有明显的胃阴不足之证,也会使用一两味养阴药,以顾护胃阴,常选用北沙参、石斛、芦根、百合等药。

3. **日常调摄,重视护胃阴** 余莉芳认为,慢性胃肠病是一个慢性的病理过程,治疗时日长,故她十分重视患者的饮食调摄、情志调节、运动锻炼等方面。常嘱患者饮食宜清淡,忌暴饮暴食或过饥,不宜进食粗糙、煎炸、肥甘厚腻、过冷、辛辣等食物;应戒烟忌酒,以防灼伤胃阴;无反酸、胃嘈、烧灼感的患者则可适当服用如酸奶、山楂等酸性食物,生津以便顾护胃阴;性情急躁、郁郁寡欢均易导致肝气郁结,气郁化火,横逆犯胃,而致胃阴亏虚,需调和情志,也是一种顾护胃阴的体现;对于常人体质及体质虚弱者,主张适当运动,但要避免剧烈劳动及体育锻炼,以防大量出汗,损伤阴液;顺应四时季节变化,调整饮食,如气温升高或气候干燥,鼓励患者适当服用甘蔗、生梨、百合等滋阴润燥食物;平时要重视水分的摄入,建议摄水量每日 1 200～1 500 mL,小口慢咽。

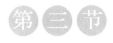

倡导功能性胃肠病"从心论治""从肝调治"

20 世纪 90 年代以来,余莉芳在临床实践中发现,大多数的慢性胃肠病患者病情反复、迁延难愈,甚至有些症状长期存在。患者由于对疾病缺乏正确的认识,看到"萎缩性胃炎""肠上皮化生""不典型增生""溃疡性结肠炎"等名称就紧张,久治不愈害怕发展成癌症,导致情绪焦虑不安。有的则因长期患胃肠病,食欲减退,多食易腹胀、腹痛、腹泻,无法随意饮食,感到生活缺乏乐趣,以致精神抑郁苦闷。故余莉芳在治疗中,提出脾胃病要"从心论治""从肝调治",尤其对功能性胃肠病常配合宁心安神、疏肝解郁之品进行治疗,取得了较好的疗效。

一、脾胃与心神、肝气的相关性

余莉芳认为,心神是人之生命产生及功能维持的重要条件,人的感知、记忆以及意识产生的思维过程统归于心,"两精相搏"即是机体心神产生之际,故心神是生命存在之本,心神具有主宰、统领、监督其余诸神的作用,"心藏神"心主神明为首,而"肺藏魄""肝藏魂""脾藏意""肾藏志"随之而生,气机之疏泄、情绪之变化,亦由心神决定。脾胃乃后天之本,气血生化之源,脾胃所化气血维持"神"之正常,提供不可或缺的水谷精气、气血精微等营养物质,心脏血脉的盈亏与脾胃的盛衰密切相关。故心之主神功能渗透于脾胃功能之中,心神与脾胃生理上密切相关。

肝主疏泄,喜条达而恶抑郁,为将军之官,具有调畅全身气机及精神情志活动之功。心、肝共同维持人体正常的精神情志活动。肝为心之母,心为肝之子,心为脾之母,脾为心之子,母病及子,子病及母,心、肝、脾三脏密切联系,相互为用。思虑过度,伤及心神,心神不安,肝失疏泄,情志失调,亦无法供养脾以维持其运化功能。

余莉芳认为,慢性胃肠病迁延难愈,反复发作,最终导致脾胃功能失调。现代医学研究也证实,慢性胃肠病与胃肠道动力障碍、内脏敏感、精神心理、肠道免疫与微生态等多种因素有关,而脑-肠轴在慢性胃肠病的发病中起着重要作用。消化系统器官的功能与情绪变化及皮层高级神经活动密切相关,脾胃病的很多症状不仅是胃肠道本身功能失调的表现,更多的时候是抑郁和焦虑的躯体化表现,这些躯体化的症状又加重了患者不良的精神状态。可见人体精神思维活动既由"心神"而生,又可直接或间接对胃肠功能及全身功能起调节和影响作用。

二、"从心论治""从肝调治"的辨治思路

1. **辨"症"论治,抽丝剥茧**　余莉芳强调要从客观病情出发,问诊尽量要细

致,在问诊过程中寻找蛛丝马迹,把握主症的同时,重视伴随症状,随机应变,从症辨析,掌握辨治要点,认为有以下症状者就应考虑"从心论治""从肝调治"。

(1)精神抑郁或焦虑:患者常表现为双眉紧锁,愁眉苦脸,笑容消失,唉声叹气,情绪低落,对各种活动提不起兴趣,无愉快感,常易自责内疚,甚至认为生活空虚、毫无意义而出现轻生念头或有自杀的行为。

(2)夜寐欠佳:常表现为早醒,醒后难以入睡;或睡梦较多,噩梦连连;或睡眠特别困难,服用镇静安眠药也难以改善。

(3)食欲减退,不明原因的体重减轻:患者往往不明原因的不思饮食,对平时喜欢吃的东西也失去胃口,以青年女性居多。由于少食而致体重减轻,月经量减少,甚至闭经。

(4)疲乏无力:持续乏力,没有特殊原因可以解释,各项理化检查均正常,患者诉两下肢如灌铅般沉重,尤其清晨懒于起床,症状有昼重夜轻的特点。

(5)脘腹胀痛,以游走性疼痛为主:脘腹胀痛常无固定位置,呈走窜不适感,常伴肠鸣辘辘,矢气不畅。有的胀痛严重程度与胃镜、肠镜检查结果明显不符。如检查结果仅为慢性浅表性胃炎、慢性结肠炎或结肠无异常,但患者诉脘腹胀痛严重,持续不除,运用各种药物效果不佳,或表现为顽固性的固定性后背疼痛,检查又无明显阳性结果。

(6)排便异常:表现为大便不畅、难解或大便如栗状,常被诊为习惯性便秘,患者每日常为大便难解焦虑不安,一定要排便后才如释重负。少数患者则表现为大便或溏或干,受凉、紧张或情绪不愉快时常易发生腹痛、腹泻,且久治不愈。西医常诊断为"肠易激综合征"。

(7)恶心、干呕,反胃,反复发作:常在清晨刷牙、进餐或餐后不久即发生恶心,大多干呕不吐,少数反胃,呕吐数口,量不多,吐后仍能进食。该症在情绪不佳时加重,使用中药降逆止呕及促胃动力西药治疗,症状仍不能解除。

(8)嗳气频频、顽固不除:常嗳气频频,持续不断,声音响亮,越是集中思想,越是嗳气连连,同时伴有上腹部痞满不适,甚至有些仅表现为嗳气频频,顽固难除。

(9)咽部异物,如鲠在喉:此症临床十分常见,咽部似有痰或有物梗阻,吞之不下,吐之不出,但不影响进食。西医常诊断为"慢性咽炎""咽部神经功能紊乱",中医则称为"梅核气"。该症常与情绪波动有关,紧张、不愉快或注意力集中时,咽部梗阻明显加重,思想分散或心情愉快时症状就减轻,症状长期存在,顽固难除。

（10）舌苔黄腻或白腻，久久不去：口中黏腻，口苦，口干不欲饮，舌苔呈黄腻或白腻、干腻，顽固难化，芳香化湿、清利湿热等治疗效果不显。

临床以上症状往往夹杂出现，或反复发作，时轻时重，多伴有一定程度的情绪因素，只要详细询问病情，掌握上述临床特征进行综合分析，是不难做出正确判断的，治疗需从心论治、从肝调治。

2. "从心论治""从肝调治"的原则及特色用药

（1）畅心气，疏肝胆，以调为顺：脾胃居于中焦，为气机升降之枢，升降平衡协调。但当两者功能失调，脾胃之气不降，中焦气机斡旋失司，升降纳运平衡被打破，则可表现为脾胃气滞。而肝主疏泄，对气机的升降调节，具有重要的作用。七情过极，则出现疏泄太过的肝火上炎、肝阳上亢证候。心主神明，受诸邪侵犯，首当其冲；肝藏魂，胆主决断，若受干扰，则藏魂与决断失职，三焦不畅，久而久之，除胃脘胀满、纳差外，逐渐出现胸胁苦满、两胁胀痛、头晕目眩、睡眠障碍、多梦易惊、情绪低落、乏力困倦等症。因此，余莉芳认为，调畅心气同时需不忘疏肝气，利胆腑，其临床喜用柴胡、香附、郁金、紫苏梗、枳壳、白芍等药。肝气舒畅，则心气畅通，中焦调达，而病向愈。在应用理气药的同时，余莉芳始终注意顾护胃阴，常酌加用北沙参、麦冬、石斛等，以防理气太过，耗伤胃阴，从而破坏中焦平衡。

（2）清心火，宁心神，以安脾胃：脾气虚弱，脾失健运之时，脾输布津液作用减弱，脾不散津，水湿停聚于中焦，湿为阴邪，其性重浊黏腻，日久可聚化成痰，痰湿郁而化热，上扰心神，又因中焦气机斡旋升降失利，肾水不能上济以降心火，心火独亢于上，扰动心神，见心悸、焦虑等表现。余莉芳在临床发现慢性胃肠病患者伴有焦虑、抑郁者，常有脘腹胀痛、游走不定、肢体困重乏力、舌苔厚腻的特征。针对此类证候者，常以化湿祛痰为主，选用竹茹、半夏、茯苓、陈皮等药祛痰湿，使火无所依；配合黄连、郁金、竹叶等清心火，还喜在方中加入生龙骨、磁石、珍珠母等重镇安神之品，以宁心安神。心火得清，神明之府得安，中焦之火得除，无扰脾胃，使脾升胃降之功能得以恢复。

（3）养心血，补脾胃，以补代消：余莉芳认为，长期的生活不规律、不稳定情绪以及不规律的饮食等因素，导致慢性胃肠病患者多数伴有焦虑、抑郁情绪，其根本乃因脾胃受损，脾胃之气虚弱。《脾胃论》中载："若胃气之本弱，饮食自倍，则脾胃之气既伤，元气亦不能充，而诸病之所由生也。"脾胃一伤，脾不运化，胃不受纳，故而气血生化乏源，气血不得上荣，无以养心，故胃体失养，日久可见胃部隐痛，胀满不适，大便或稀溏或干结，食少倦怠乏力，面色萎黄，舌淡苔白，脉细弱。心神失养,故又伴有失眠多梦、心悸不安、郁郁寡欢、情绪低落等症。对于此类患者,余莉芳认为,当早期发现、早期干预,以防生变,经常采用补中焦,养心血的方法,以复脾胃受伤之本,经常用人参、太子参、红景天、白术、茯苓、山药、当归、茯神等健脾气,养心血之品;在运用补气药的同时,加入北沙参、麦冬、石斛、地黄等养阴生津之品,一因恪守"胃喜润恶燥"之特性,以补气药性温,易生温燥之邪,故加入少量养阴生津之品,防止耗阴伤气;二因秉守津血同源之理,中焦水谷化生的精微,在心、肺二脏的共同作用下,与营气相合化为血液,即阴津可为气血提供化生的原料,从而达到更好的治疗效果。脾胃虚弱日久,因虚致实,后可见胃胀腹痛、精神烦躁、后背疼痛、舌苔厚腻等,因此慢性胃肠病患者多以虚实夹杂者居多,究其根本,乃因虚致实。余莉芳认为,此类患者仍当以补为本,以补代消,固其根本,方为治病之理。

（4）行心血,消瘀滞,以消为养:余莉芳秉承病起初在气,而后可伤及血络的理论原则,认为脾胃虚弱,脾土失于健运,初期在气分,出现气虚、气滞之症,中期生湿聚痰,后期在胃络气血凝滞,久化为瘀。这些都是脾胃功能失常所致病理产物,而这些病理产物又可成为致病因素,众邪交织,郁而化热,痰瘀交阻,互为因果,最终扰乱心神,心神受扰,中焦失调,因而慢性胃肠病患者又会出现焦虑、抑郁等心系疾病。常常加用丹参、莪术等活血化瘀的之品。余莉芳认为,行心血不仅仅在于活血化瘀,补气、行气均可成为行心血之手段,因此在临床诊治时,应当行、消、补结合,辨证当灵活,若以气虚致瘀者,当以补气为主,活血为辅;如若瘀血较重,阻滞气机者,当以活血为主,行气为辅;消则是以消除中焦实邪,以阻断扰神之病理,达到安养心神的目的。

3. 久病难愈,重视抗焦虑、抗抑郁药物的使用 对于一些难治性的慢性胃肠病,余莉芳认为此类患者虽归属于中医学"胃痛""胃痞""腹痛""呕吐""便秘"等范畴,但部分患者病机为脾胃虚弱在先,痰湿内生在后,复因久病情志所伤,肝郁气滞横逆侮土,重伤脾胃,有湿阻化热伤阴之象,故采取异病同治的方法治疗。而对于一些久病难愈的患者则需以中医辨证施治为主配合应用抗抑郁、抗焦虑的西药,此可谓西药中用。辨证以健脾和胃的中药为基本方,酌加郁金、香附、八月札、法半夏、焦山栀、知母等,注意疏肝解郁而不伤阴,清化湿热而不过凉,选用麦冬、夜交藤、灵磁石等安神宁心药,同时适量选用黛力新(氟哌噻吨美利曲辛)、舒必利、百优解(氟西汀)、赛乐特(帕罗西汀)、米氮平、奥氮平等抗抑郁、抗焦虑西药,使中西医有机地结合,缩短疗程。如肠功能紊乱、肠易激综合征,或慢性胃病伴有腹泻、肠鸣者,可选用黛力新或赛乐特;症见干呕、嗳气频频者,可选用舒必利;而对于兼见排便困难,便干难解者,可选用百优解;对于胃纳不佳,夜寐难安,形体消瘦者,可选用米氮平、奥氮平等药物联合治疗,以达到安心神,提高疗效的目的。

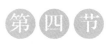

恪守整体观念,重视调脾和胃

整体观念源于古代唯物论与辩证法思想,认为人体是一个有机的整体,各组成部分是相互对立统一、不可分割的,功能上相互协调、相互为用,病理上相互影响。同时认知人体与外界环境的统一关系(人体自身、自然环境、社会环境)。余莉芳认为中医学的整体观念是关于人体自身以及人与环境之间的统一性、完整性和联系性的学术思想,也就是内外环境的统一性与机体自身整体性的思想。

一、对整体观念的认识

1. **人体内部的和谐统一,五脏一体论**   人体以五脏(心、肝、脾、肺、肾)为中心,配合六腑(大小肠、胆、胃、膀胱、三焦)、五体(狭义五体包括脉、筋、肉、皮、骨,泛指身形和体质)、五官(舌、鼻、口、目、耳)、九窍(头部七窍加前、后阴,头有七阳窍,下有二阴窍)、四肢百骸等通过经络系统的联系以及精、气、血、津液的作用构成了心、肝、脾、肺、肾五个生理系统。

2. **人与自然环境的统一性**   自然界是人类赖以生存的必要条件,因此其变化必然对人体有直接或间接的影响,在机体上有所反应。昼夜、季节、气候都会对人体的生理活动产生影响。出色的中医师会对同一个人、同一种疾病在不同的时间开具不一样的处方,可以理解为根据天时地利人和,也就是天人一体思想遣方用药。《素问·宝命全形论》有云:人生于地,悬命于天,天地合气,命之曰人;又曰:天食人以五气,地食人以五味。讲的就是人与自然环境的统一性。

3. **人与社会环境的统一性**   人不仅有生物属性、自然属性,还有社会属性。每个人与政治、经济、文化、宗教、法律、人际关系、婚姻等社会因素密切联系,从而影响人体的各种生理、心理活动和病理变化。这部分与七情的联系很大,即情志因素(心理因素),常见的精神类疾病如抑郁焦虑症、精神分裂症等。《黄帝内经》说"精神内守,病安从来",就是这个意思。

二、脾与其他脏腑的关系

余莉芳认为中医脾胃疾病分为两大类,一类即为西医学所说的常见消化系统疾病,如各类肠炎、胃炎、溃疡等,主要表现为嗳气、呃逆、呕吐、消谷善饥、呕血等,是由于各种因素导致的脾胃气机紊乱而引起的一系列症状;另一类则根据中医整体观念,由脾胃疾病导致的其他脏腑或体表的疾病,如脾不统血导致的便血、月经过多、崩漏,脾不化湿出现的水肿、痰饮,湿热蕴脾出现的黄疸、口疮等,均可通过治疗脾胃而见效。

中医藏象学说中,脾的功能为主运化(水谷和水液)、主升清(水谷精微)、主统血、主四肢、主肌肉,其华在唇;胃的功能:胃为仓廪之官,主受纳、腐熟水谷,主通降,被称为"水谷气血之海"。这些都说明脾胃在人体解剖结构中的重要位置。此外,余莉芳沿袭了李东垣《脾胃论》中"内伤脾胃,百病由生"的学术观点,认为因为脾胃内伤而虚弱,不能化生气血,气血不足以维持身心活动及防御外邪的侵害,往往相继引起其他脏腑的疾病。

《脾胃论》说"百病皆由脾胃衰而生""治脾胃即可以安五脏"。早在《黄帝内经》中,就有对脾胃生理功能重要性的论述,如《素问·经脉别论》中:"饮入于胃,游溢精气,上输于脾,脾气散精,上归于肺,通调水道,下输膀胱。水精四布,五经并行。"是对脾胃功能的高度概括。

余莉芳认为脾胃居中焦,是升降运动的枢纽,脾胃健运,脾升胃降,清升浊降,才能气机调和,维持正常的升降运动。若脾胃气虚,升降失司,则内而五脏六腑,外而四肢九窍,都会发生种种病证。

1. **调脾和胃,治疗心肺** 心与脾的关系主要表现在血的生成和运行,以及心血养神与脾主运化方面的关系。血液的生成方面:心主血脉而又生血,脾主运化,为气血生化之源。心血赖脾气转输的水谷精微以化生,而脾的运化功能又有赖于心血的不断滋养和心阳的推动,并在心神的统率下维持正常的生理活动。血液运行方面:血液在脉内循行,既赖心气的推动,又靠脾气的统摄,方能循经运行而不溢于脉外。神志活动:心藏神,在志为喜;脾藏意,在志为思。心生血而主血脉,脾胃为气血生化之源,生血而又统血。血为水谷之精气,总统于心而生化于脾。血之与气,一阴一阳,两相维系,气能生血,血能化气,气非血不和,血非气不运。

脾和肺的关系主要表现于气的生成和津液的输布两个方面。气的生成方面：肺司呼吸而摄纳清气，脾主运化而化生水谷精气输于肺，两者结合化为宗气。脾所化生的水谷之气，必赖肺气的宣降才能敷布全身。肺在生理活动中所需要的津气，又要靠脾运化的水谷精微来充养，故脾能助肺益气。水液代谢方面：人体的津液由脾上输于肺，通过肺的宣发和肃降而布散至周身及下输膀胱。脾之运化水湿赖肺气宣降的协助。脾、肺两脏互相配合，共同参与水液代谢过程。

脾胃阳气输布于心、肺，能使五色分明，声音洪亮，是清阳之气上走空窍的缘故；脾胃化生阴精，随着阳气上升上奉于上焦心、肺，各自发挥其正常的生理功能。

2. **调脾和胃，治疗肝肾**　肝与脾之间的关系主要表现在疏泄与运化及血液的生成运行方面。在消化方面：脾主运化，摄入到人体内的饮食物，必须经过脾胃共同作用，才能使水谷化为精微并输送到全身各脏腑、组织、器官。肝主疏泄功能正常，胆汁才得以正常的分泌和排泄，脾胃升降有序，饮食物中的水谷精微得以正常的消化吸收。在血液方面：肝主藏血，贮藏和调节全身血量，脾主统血，为气血生化之源。脾气健运，气血生化有源，血量充足，则肝血充盈。肝血充足，可以涵敛肝阳，使肝气条达舒畅，才能保证脾之健运，发挥其统血功能。

脾与肾在生理上的关系主要反映在先后天相互资生和水液代谢方面。先后天相互资生：脾主运化水谷精微，化生气血，为后天之本；肾藏精，主命门真火，为先天之本。脾的运化，须得肾阳的温煦蒸化，始能健运，肾精又赖脾运化水谷精微的不断补充，才能充盛。水液代谢方面：脾主运化水湿，须有肾阳的温煦蒸化；肾主水，司开合，使水液的吸收和排泄正常。但这种开合作用，又赖脾气的制约，即所谓"土能制水"。脾、肾两脏相互协作，共同完成水液的新陈代谢。

余莉芳认为脾胃虚弱则寒湿下注于肾，乃脾胃土克伐肾水，又脾胃阳气衰弱不能向上升发，导致湿气下流于下焦肝、肾，肝、肾相火转化为阴火，阴火流窜于脾胃、心脏、肌肤等部位；脾土不足，则所不胜之肝木就会妄行，乘脾虚侵侮脾土，脾土更加虚弱，其所胜之肾水乘肝木之妄行、脾胃之极虚，反过来侵侮脾土。

3. **调脾和胃，治疗九窍**　李东垣在《脾胃论·卷下·脾胃虚则九窍不通论》中阐释了《黄帝内经》等古代医论提到的"九窍不通"为"五脏不和""脾不及""肠胃之所生"的不同发病机制，但余莉芳认为根本观点还是落在脾胃虚上。"胃气既病则下溜，《经》云：湿从下受之，脾为至阴，本乎地也，有形之土，下填九窍之源，使不能上通于天，故曰五脏不和，则九窍不通""胃者，行清气而上，即地之阳气也,积阳成天,曰清阳出上窍,曰清阳实四肢,曰清阳发腠理者也。脾胃既为阴火所乘,谷气闭塞而下流,即清阳不升,九窍为之不利"。胃腑,升举清阳之气至上焦部位,就如大地的阳气上蒸积聚形成自然界一样,清阳之气达于心、肺上焦,汇聚成营卫之气,敷布至皮毛、肌肉、筋骨、窍道,而有"清阳出上窍",使耳聪目明;"清阳实四肢",使四肢肌肉筋骨强健;"清阳发腠理",使皮肤肌腠温润适宜等说法。若脾胃被饮食劳倦、忧思喜怒所伤,水谷不能化为精气上升,反会停滞下注,造成"清气不升,九窍不利"的病理状态。

总之,脾胃连通上下,有升有降,升则上输于心、肺,降则下归于肝、肾,肝之生发,肺之肃降,心火之下交,肾水之上济,皆有赖于脾胃的健运。只有脾胃健运,升降有序,出入有节,才能维持"清阳出上窍,浊阴出下窍;清阳发腠理,浊阴走五脏;清阳实四肢,浊阴归六腑"的正常功能。

所以余莉芳认为调和五脏的最基本环节乃是在于中焦脾胃。

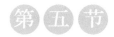

衷中参西,辨证运用西药

中西药的合用可追溯于明末清初,最早可见于张锡纯的《医学衷中参西录》。后来中西药合用作为中西医结合的主要方式之一,逐渐成为防治疾病的主要手段。临床上,余莉芳治疗慢性脾胃病及各种疑难病时,强调辨证论治是中医的精髓,同时不排斥西医学知识,逐步树立了以中医为主,西医为辅的观点。余莉芳认为,中西医结合的治疗方法,不等于简单地中药加西药,中西药物合用也应辨证论治。合用的方法是将西药如同中药一样纳入中医辨证论治的范畴,目的则是西为中用,提高疗效。

一、表里同治

表里同病者当然以表里同治为首选。余莉芳认为,中西药物合用同治表里,较单纯用中药同治表里效果更快、更佳。

1. **中药治表,西药治里** 如有一位急性心肌炎患者,既见鼻塞、流清涕、恶寒、头痛之表证,又见心动悸、脉结代之里证,血白细胞总数、分类均不高,室性早搏频繁。本例为病毒感染性心肌炎，由外感风寒所致。运用中药疏风散寒剂治表证，同时应用西药盐酸美西律（慢心律）控制室性早搏以治里，使急性心肌炎得以及时治愈。

2. **中药治里，西药治表** 如慢性萎缩性胃炎患者见胃痛、嘈杂、便溏，平时采用健脾和胃中药治疗，病情已有好转，因寒温失调又感冒发热、鼻塞、咽痛、扁桃体肿大、充血明显、血白细胞增高。中医辨证当属表里同病，如果先治表证，必然中断胃炎里证的治疗；如果表里同治，则疏风清热中药或可损伤胃气，导致胃疾复发。此时可在继续运用中药健脾和胃治疗里证的同时，应用西药治疗表证。口服抗生素和退热利咽药易引起胃部不适，选用复方氨基比林注射液及肌注青霉素以达到疏风、清热、利咽效果，中西药物合用同治表里之证而获良效。

二、寒热同治

寒热错杂之证常可温清并施。

1. **中药治热，西药治寒** 急性心肌梗死患者，常既有心前区闷痛、心烦、口苦、舌暗红、苔黄腻之痰热瘀阻证，又见面色苍白、形寒肢冷、冷汗淋漓、脉微细之心阳虚寒证，属寒热错杂之证。用西药升压、抗休克、抗心律失常以补益心气，回阳救逆；同时煎服活血祛瘀，清化痰热之中药，中西药合参治疗，可以大大提高抢救的成功率。

2. **中药治寒，西药治热** 慢性肠炎患者同时患有肺炎，平素有纳呆、腹冷、腹胀、便溏之脾胃虚寒证，又见发热、咳嗽、痰多黄稠、胸痛之痰热蕴肺证。以健脾温胃中药治寒证，又用西药抗生素抗感染、清肺热，效果良好，病程缩短。

三、虚实同治

虚实夹杂之证可以单纯扶正以达邪，也可单纯祛邪以安正，但多数情况下常同时采用扶正与祛邪两法。中医比较强调整体观念，重在调节阴阳平衡和各脏腑的功能；西医则较重视祛除病邪、消除局部病变。西医亦有不少提高机体免疫力的药物，中医也有祛除六淫之邪的方法，两者各有所长。因此，对于虚实夹杂的病证，除单纯用中药扶正祛邪外，也常合用中西药物扶正祛邪，提高疗效。

1. **中药扶正，西药祛邪** 早期系统性红斑狼疮患者，中医辨证为阴虚内热之痹证，常以中药养阴清热，缓图扶正治疗。由于患者免疫功能低下，容易感受外邪而发热,为了避免加重病情,所以常用西药抗生素及时控制感染,祛除病邪。

2. **中药祛邪,西药扶正** 急性肠炎患者,中医辨证为湿热下注者,常用清利肠道湿热中药治疗以祛邪;同时因腹泻频繁,耗伤气阴,易致水液代谢失衡,电解质紊乱,故往往及时补充糖盐水和钾盐以扶助气阴,避免阴竭阳衰引起低血容量性休克。

四、阴阳同治

对于久病阴阳两虚,或重危阴竭阳脱者,也可用中西药物合治。如急性胃肠炎患者,由于呕吐、泄泻频繁以致体液丧失、血压偏低,既见口干、眼眶凹陷、舌红少苔之阴虚证,又见神疲气短、四肢逆冷、脉沉细之阳虚证。可用西药补液以养阴,同时用理中汤或六君子汤等温补脾阳。又如,肺源性心脏病呼吸衰竭患者在病情危重时,既用呼吸兴奋剂、升压药等以益气回阳;同时频饮西洋参汤益阴生津,对于抢救治疗均有裨益。

五、标本同治

"急则治标,缓则治本"是指标本缓急的分治。有时标本亦需同治,有的可单纯用中药治疗,有的则可采用中西药合治。

1. **中药治标,西药治本** 结核性胸膜炎病本是结核杆菌引起的一种机体免疫反应,胸腔积液仅为病之标。采用链霉素、异烟肼等抗痨西药以治本;同时积极运用中药葶苈大枣泻肺汤加味或十枣汤加减治疗水饮停留胸胁,达到少抽或不抽胸腔积液的目的,减轻了患者的痛苦。

2. **中药治本,西药治标** 肝硬化腹水患者病之本为肝、脾、肾三脏俱虚,瘀阻肝络;水湿潴留之腹水为病之标。在腹水较多时,以西药利尿剂攻逐水湿,中药则集中力量补益肝脾或补益肝肾,活血通络。中西药合用,标本兼顾,收效较满意。

六、脏腑同治

如大叶性肺炎患者,咳嗽、痰黄、胸痛、高热,为痰热蕴于肺脏之证,又有大便数日不行、腹胀不适之腑气不通证。根据肺与大肠相表里,使用抗生素清肺脏之痰热，同时运用小陷胸汤合小承气汤理气通腑，达到釜底抽薪、大便畅解、高热迅除的效果。

　　总之，余莉芳认为中西医有机结合，对中老年人的多脏器复杂病变和疑难杂症是有效的治疗手段。中西医结合不等于中药加西药的重复使用，医生要有中医学和西医学双重知识，运用中医的治疗法则、辨证施治的方法，在临床上摸索、总结治疗规律和疗效，不断学习提高！

第三章

心得集锦篇

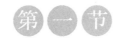

优势病种中医诊治经验

一、胃食管反流病

胃食管反流病（gastroesophageal reflux disease，GERD）是由于胃、十二指肠内容物反流入食管引起的一种疾病。包括反流性食管炎（reflux esophagitis，RE）、非糜烂性反流病（non-erosive reflux disease，NERD）及 Barrett 食管（Barrette esophagus，BE）三种类型。临床上多见泛酸、烧心、胸骨后灼痛、平卧或睡眠时呛咳、咽喉不适等，主要并发症有食管溃疡、食管狭窄、上消化道出血，甚至食管癌变等。胃食管反流病尚无对应固定的中医病名。可归属于中医"吐酸""嘈杂""胸痹""食管瘅"等范畴。

余莉芳认为本病可由各种因素导致脾气当升不升，胃气当降不降，肝不随脾升，胆不随胃降，以致胃气上逆，干犯食管而成。如感受寒热之邪、情志不遂、饮食不节、烟酒无度等灼伤胃经，胃气失和；或平素脾胃虚弱，中虚湿滞，浊阴不降，胃气反逆；或素罹胆病，胆热犯胃，上逆呕苦等。余莉芳认为初起以实证居多，随着病情的发展逐渐演变为虚实夹杂以及虚证表现，其虚以气虚为主，其实以气滞、郁热、痰浊、湿阻多见。若火热上炎，伤津耗液，日久必致阴虚，以肺、胃阴虚为主。由于病程中可产生气、血、火、痰、食、湿、虚诸病理变化，可使病症缠绵难愈。

针对"肝胆失于疏泄，脾失健运，胃失和降，胃气上逆"的主要病机，余莉芳遵从"疏肝理气，和胃降逆"的指导原则，从调整肝、胆、脾、胃等脏腑功能着手，燮理脏腑升降，以达到肝胆条达，脾胃和谐的正常状态，恢复食管"传化"之能。

1. "通""降"二法贯穿治疗始终　胃为受纳水谷之腑，以通为用，以降为顺，正如《素问·五脏别论》言："六腑者，传化物而不藏，故实而不能满也。"水谷由食管下达于胃，其理亦然。清高士宗《医学真传》曰："通之之法，各有不同，调气以和血，调血以和气，通也；上逆者使之下行，中结者使之旁达，亦通也；虚者助之使通，寒者温之使通，无非通之之法也。"余莉芳认为所谓通，就是调畅气血，疏其壅塞，消其郁滞，并承胃腑下降之性而引食浊瘀滞下降。实者，宜消积导滞，不可误补;胃气虚者,气机不运,虚中有滞,宜补虚行滞,不可壅补。患者大便情况往往反映了机体气机的通畅与否,脏腑功能的协调与否。临床多数患者存在腑气欠畅,气机不降,故临证必调其肠道气机,达到腑通胃降的目的。

2. **寒热平调,注重制酸护膜** 西医学认为胃食管反流病主要发病机制是抗反流防御机制下降和反流物对食管黏膜攻击作用的结果。余莉芳认为食管具"柔空"之性,用药不能过于峻猛,如疏肝理气不能过于辛燥,否则易伤阴津;脾胃虚寒,温升燥补之品也只能适当使用;胆胃郁热证,苦寒之品同样不能多用,否则苦寒败胃,病情缠绵不易愈合。临床治疗胃食管反流病可以合理使用制酸护膜的中药制酸药物。如海螵蛸、瓦楞子、白螺蛳壳等贝壳类中药,用量 15～30 g(甲状腺病患者、海鲜类过敏者慎用),保护胃、食管黏膜药有白及、凤凰衣等。

3. **注重饮食调护** 本病常因饮食不节、情志不舒,或因他病服药诱发加重,故预防复发应重在调理保养。现代社会生活节奏加快,竞争激烈,易造成精神紧张、心情抑郁,从而诱发本病发作,故改变生活方式可能有助于改善胃食管反流症状,包括限制饮酒和戒烟;减少或避免进食可能增加胃食管反流的食物,如辛辣、酸甜、过热过冷饮料、高脂食物、巧克力、咖啡、浓茶以及患者个人经历中认为与反流症状加重有关的食物;避免过饱、餐后仰卧和睡前进食;不穿紧身衣服;肥胖者宜减肥等;睡时抬高床头适用于夜间症状明显或有咽喉症状者。所以倡导良好的饮食生活习惯,注意保持心情舒畅和减轻精神压力对预防本病有重要意义。对有抑郁焦虑状态的患者必要时可加用抗抑郁焦虑西药。

二、慢性萎缩性胃炎

慢性胃炎(chronic gastritis, CG)系指不同病因所引起的胃黏膜的慢性炎症性病变。一般分为非萎缩性胃炎(浅表性胃炎)和萎缩性胃炎两大基本类型。该病缺乏特异性的临床表现,多数表现为胃肠道的消化不良症状,如上腹部饱胀、无规律的隐痛、嗳气、纳差、进食后上腹部不适加重等,少数患者可伴有恶心呕吐、精神紧张、心情烦躁、失眠、心悸、健忘、乏力及体重减轻等全身症状。根据本病的临床表现,属于中医"胃脘痛""胃痞""心下痞"等病证的范畴。

余莉芳认为慢性萎缩性胃炎的病位在胃,主要与肝、脾有关,可涉及胆、心、肾。临床常表现为本虚标实,虚实夹杂之证。本虚主要表现为脾气虚和胃阴虚,标实主要表现为气滞、湿热、寒凝和血瘀。虚实夹杂是本病的基本特点,其病理特征可归纳为虚、滞、湿、火、寒、瘀。本病的发展是一个逐步演化加重的过程,中医也应动态观察，分析其演变过程。

胃在生理上以降为顺，表现为"胃满则肠虚，肠满则胃虚"的生理特点，在病理上因滞而病。诸种原因如饮食失节、情志失调、外感六淫或体质虚弱，致使机体气血不和、寒热失调、湿瘀等病理产物积聚，导致脾胃气机逆乱，升降失和而发生胃胀、胃痛等症状。幽门螺杆菌（Helicobacter pylori，Hp）感染与慢性胃炎关系密切，其他如酗酒、吸烟、十二指肠液反流、自身免疫、药物及饮食因素、年龄因素等也可引起。饮食不慎也是产生本病的主要原因，生冷之物可致胃寒，辛热甘腻之品可致胃热，肥甘厚腻之物可致湿浊中阻；从中西医结合的角度来看，幽门螺杆菌作为感染外邪，正气旺盛者可防御、祛除幽门螺杆菌，反之，则长期寄居。

本病治疗原则为审因论治，邪实者以祛邪，正虚者以扶正，虚实夹杂者应邪正兼顾，使胃体得养，胃腑得畅。

1. **重视调脾和胃** 余莉芳治疗慢性萎缩性胃炎遵循"脾升则健，胃降则和"的观点，认为慢性萎缩性胃炎多因脾胃虚弱，外邪乘虚而入，使脾气不升、胃气不降，病久则气血阻滞、瘀血内停。萎缩性胃炎临证病机复杂，多个病机夹杂为其基本特点，余莉芳认为其病机关键在于虚实夹杂。本虚不外脾胃气虚、胃阴亏虚、脾阳不足；标实不外湿邪内停、湿热阻滞、瘀血停滞。临证时常可见虚证与实证相互夹杂出现的情况，因此余莉芳强调问诊时抓主要症状，"辨症"与"辨证"相结合，辨明主要病机，施以消补之法，达到固本祛邪的目的。比如临床见脾胃气虚、胃阴不足兼见胃脘痞闷、嗳气频频等气滞表现者，治疗常在健脾益气、滋养胃阴等基础上配合理气药；见脘痛固定，或针刺样疼痛者，多加用活血化瘀药；舌苔厚腻、纳差、困倦等湿邪阻滞者，多加用化湿醒脾药；最终使脾气得升、胃气得降，药达病所而诸症得除。

2. **用药轻灵和缓** 余莉芳认为萎缩性胃炎病程长，脾胃已虚，不耐重药攻伐，用药宜循序渐进，不可以苦寒之药医之，以免重伤胃气。因此治疗慢性萎缩性胃炎时用药精、剂量轻。如喜用《伤寒论》之小陷胸汤为基本方，加减治疗慢性萎缩性胃炎症见胸脘痞闷，按之则痛者，方中全瓜蒌（气滞者多用瓜蒌皮，大便干结者用全瓜蒌）宽胸散结，用量在 30 g 左右；法半夏化痰、开结、降逆，用量 6～9 g；川黄连清热用量仅 3 g，小剂量黄连具有健胃功效。嗳气频繁者，多用选用苏梗；胃脘痞满者，加陈皮、枳壳、佛手宽中理气；胃脘痛者，加用理气止痛药，多选香附、延胡索、郁金，不主张用偏于苦寒的川楝子，也很少选用疏肝燥湿理气药，如柴胡、香橼、厚朴等；有胃脘烧灼、舌红或苔黄等热象者，可加一二味清热药,常选黄连、黄芩、连翘、蒲公英等;有神疲乏力、舌质偏淡者,适当加红景天、太子参补气,较少应用黄芪、党参等温补之药,以免气有余便是火之弊端;若有苔少、口干、咽部异物感等阴虚火旺之象者,则合用玄麦甘桔汤养阴清热。余莉芳认为慢性萎缩性胃炎是慢性病,临证时病机已明,则治法方药不宜变动太大、太多,贵在守法守方,以达绳锯木断的效果。

3. **常常顾护胃阴** 余莉芳认为慢性萎缩性胃炎胃阴亏虚者较多见,与患者嗜食辛辣、情绪焦虑、失治误治损伤胃阴相关,因此尤其倡导"滋养生津"法。一些患者本有大便溏薄,余莉芳仍使用养阴药,复诊时患者的大便溏薄症情却明显改善,询问其中缘由,余莉芳言患者虽大便溏薄,但治病求本,强调中药间的配伍,患者存在胃阴亏虚,在使用养阴药的基础上可加入健脾止泻之品如山药、芡实。余莉芳经常应用北沙参、麦冬、石斛、玉竹等滋阴而不滋腻之品,胃阴不足者用之,即使没有明显的胃阴不足,只要用理气燥湿药,总要加上一二味养阴药,意在固护胃阴,避免理气、燥湿药香燥伤阴之弊。

4. **倡导调气化瘀** 余莉芳认为慢性萎缩性胃炎迁延不愈,脾胃气机不畅,由气入血,久病入络,致气滞血瘀。根据"气为血之帅,气行则血行"的理论,提出"调气化瘀"法治疗慢性萎缩性胃炎,调气不外补气、行气、降气,补气多选用红景天、太子参、茯苓、白术、山药、黄精等健脾益气药;行气多选用香附、郁金、延胡索、陈皮、木香等药;降气多选用枳壳、枳实、苏梗、代赭石、半夏等;而很少应用破气药,如青皮、三棱等;肠上皮化生者,加用活血化瘀药,如丹参、莪术、刘寄奴、藤梨根等,意在化瘀生新;伴有不典型增生者,多应用平消胶囊、白花蛇舌草等。在临床上调气与活血并用才能达到良好的效果。余莉芳创立的"术藤方"是治疗慢性萎缩性胃炎伴肠化的典型方药,方中藤梨根清热利湿解毒;配伍莪术、刘寄奴可行血化瘀;女贞子滋肝补肾;淮山药健脾益胃;玄参、麦冬养阴生津;凤凰衣养阴护胃;炒枳壳行气宽中;诸药配伍,共奏活血化瘀,养阴益胃,清热解毒的功效,在治疗慢性萎缩性胃炎伴肠化中取得了非常好的疗效。

5. **随证加减,灵活应用**

(1)对浅表性-萎缩性胃炎有反酸者,加海螵蛸 15～30 g,或煅瓦楞子 15～30 g。

(2)胃脘胀甚者,加枳壳 6～9 g,苏梗 6～9 g,佛手 6 g。

(3)痛必兼瘀,痛者加用理气活血止痛药香附 9 g,延胡索 9～18 g,或郁金 9 g。

(4)舌偏红有热者,加知母 6～9 g,连翘 9 g;苔黄者,加川连 3 g,或黄芩 6 g。

（5）有食积不化者，选加鸡内金9g，焦山楂6～9g，谷芽9g，麦芽9g或六曲6～9g。

（6）舌紫或有瘀点、瘀斑，有血瘀者，选加丹参15～18g，生山楂9g，桃仁9g或莪术9～18g。

（7）气虚甚者，加黄精9g，或黄芪9～18g。

（8）胃有寒者，加高良姜6～9g。

（9）舌红无苔，有裂纹，阴虚明显者，加用玉竹12g，沙参12g，鲜石斛9g。

（10）结合辨病用药：幽门螺杆菌感染阳性者，择时选用四联西药抗HP治疗；有不典型增生者加用平消胶囊，每日3次，每次3粒；或加用抗肿瘤的白花蛇舌草30g，半枝莲30g。定期复查胃镜。

三、胆汁反流性胃炎

胆汁反流性胃炎（bile reflux gastritis，BRG）是指由于幽门括约肌功能失调或胃幽门手术等原因造成含有胆汁、胰液等十二指肠内容物逆流至胃，刺激胃黏膜，使胃黏膜产生炎症、糜烂和出血，减弱胃黏膜的屏障功能，而导致胃黏膜慢性病变。患者常有腹部胀痛、烧心、恶心、呕吐（含黄绿色胆汁）等症状，严重的还可有胃出血，表现为呕血或排黑便（柏油样便）以及大便潜血试验呈阳性等。随着病程发展，可能出现贫血、体重下降。胆汁反流性胃炎的病因主要为胃大部切除胃空肠吻合术后，以及幽门功能失常和慢性胆道疾病等。根据患者临床表现可归属于中医学"胃脘痛""胆瘅""呕胆"等范畴，但"胆瘅""呕胆"更切合患者临床症状表现。

余莉芳结合自己长期的临床实践经验，认为本病在于"本虚标实，胆胃气逆"。胆为"奇恒之腑"储藏和排泄精汁（胆汁），足少阳胆经自头走足，胆在生理状态时"其气本降"病则上逆。叶天士指出："脾胃之病……其与升降二字尤为要紧……胃气上逆固病，即不上逆，但不通降亦病也。"肝胆疏泄作用与脾胃的气机升降活动关系密切，正常情况下"木生与水长于土，土气冲和，则肝随脾升，胆随胃降"，如脾失健运、胃失和降，胆气上逆犯胃，即见胆汁反流之症。可见脾胃气机升降失常是本病发生的根本原因。

余莉芳对胆汁反流性胃炎早有关注，1992年在《江苏中医》发表了《胆汁反流性胃炎辨治要点探讨》一文（第一作者）。1995—1997年主持上海市卫生局局级课题"纳达口服液治疗胆汁反流性胃炎的临床观察"，通过专家审定获上海市科技成果证书(编号0044470),并审批为上海市中医医院自制制剂(纳达合剂)至今一直应用于临床。

1. **疏肝解郁理气以消其滞,清热通腑以降其逆** 肝气郁结,横犯于胃,在肝为郁而不解,在胃为壅塞不降,是该病发生的初始表现;肝与胆以络相属,凡肝郁未解,必导致胆气受阻,升降逆乱,腑气不通,胆胃气逆,久则见胆胃郁热之候。治疗宜疏肝解郁理气以消其滞,清热通腑以降其逆。纳达合剂中以枳实、川朴、制大黄(小承气汤意)通腑降逆,加强胃肠蠕动节律,消除胆汁瘀积;川黄连、芙蓉叶、蒲公英清胆胃郁热,修复胃黏膜充血、糜烂;配合代赭石、姜半夏降逆止呕;北沙参、麦冬养阴护胃,保护胃黏膜,改善合剂口感。

2. **顺应脾胃特性,合理配伍升降** 健脾益胃为理虚之要,凡饮食、劳倦、七情皆可损伤脾胃而致运化失司,此乃本病之根。气虚者常伴有阳虚,血虚者常伴有阴虚,脾胃气虚为虚证之首发,因此,补益之要,重在健脾益胃。根据病症表现细察气机失调之所在,明辨脏腑病势之趋向,然后顺应气机升降之规律,应用药物升降浮沉之特性,或因势利导,或逆向调整,使异常的升降状态恢复正常。将不同升降作用的药物进行合理搭配,以升促降,以降促升,有利于畅通气机,提高疗效。其中苦辛配伍首当推重。

3. **重视整体观念** 人体是一个有机的整体,脏腑器官之间不仅在结构上通过经络系统的联系构成一体,在功能上也相互协同、相互依赖。如肝气的升发,有助于脾气的升清,使之运化正常,临诊可加柴胡,枳实改为枳壳;肺气的肃降,有助于胃腑的排空和大肠腑气的通降,使之传导正常,临诊可选加瓜蒌皮、杏仁、莱菔子。

四、肠易激综合征

肠易激综合征(irritable bowel syndrome,IBS)是临床常见的胃肠功能性疾病,是一组包括腹痛、腹胀伴排便习惯改变(腹泻、便秘),粪便性状异常(稀便、黏液便、便秘)等临床表现的症候群,持续存在或间歇发作,但无器质性疾病的证据。本病病因及发病机制十分复杂,目前尚未完全阐明,一般认为与精神心理因素、饮食、遗传、性别、感染、胃肠激素分泌失调、免疫功能紊乱、胃肠动力紊乱、内脏敏感性增高等多种因素有关。本病属于中医学"腹痛""泄泻""痛泻""便秘"等证范畴。

余莉芳认为其主要发病因素有情志失调、外邪内侵、素体虚弱、饮食不节等几个方面。脾胃虚弱是本病的主要发病基础,脾胃居中焦,主纳谷、腐熟、转输运化,更具升清降浊之能。若禀赋不足,或感受外邪,或饮食失调,或忧思恼怒,或劳倦久病皆可损伤脾胃,脾虚失运,升降失司,水湿不化,清浊不分,则发为本病;或者焦虑抑郁,精神紧张,以致肝气郁结,横逆乘脾,引起肠道气机不利,肠道传导失司而导致腹痛、腹泻或便秘诸症丛生;有的与肾之温煦、主司二便功能失调有关。

本病病位在肠,饮食不节、情志失调是常见的发病诱因,情志失调导致肝木乘脾是本病发病的一个主要病因病机。中医七情喜、怒、忧、思、悲、恐、惊,其中肝与情绪恼怒变化关系最为密切,《医方考》曰:"泻责之于脾,痛责之肝,肝责之实,脾责之虚,脾虚肝实故令痛泻。"多数人认为本病其病在脾,其标在肠,其制在肝,肝郁脾虚是其主要的临床证型,病理性质为寒热错杂,正虚邪实。以脾虚为主者,又可兼夹肾虚。脾胃虚弱是导致肠易激综合征的另一主要病因。素体脾胃有病或形体劳役、思虑过度,均能损伤脾胃,脾失健运可出现腹胀,脾虚湿滞,脾失统摄,则可出现腹泻。

余莉芳认为本病治疗总体以扶正祛邪,标本兼顾为原则,同时应注意分清标本、缓急、虚实、寒热。一般病程初期,以标实为主,多为湿滞或湿热蕴结,治重祛邪,以化湿运脾或清热利湿为主;病程较长,多为脾肾亏虚或肝脾不调,治宜补益脾肾,固肠止泻,或抑肝扶脾,兼以化湿清热。心主神志,调心安神可使本病部分症状缓解,可根据患者心神症状,适当运用安神解郁和胃之药以调养心脾。

1. "痛责之于肝,泻责之于脾",调肝理脾是关键 肝郁则气滞,气滞不通则为痛,其痛多为胀痛,痛之部位多不固定,且痛之发作多与精神因素有关;脾虚运化失职,清浊不分,合而为下,则为泻。治疗以痛泻为主要表现的肠易激综合征,调肝理脾是关键,可用四逆散合痛泻要方加减治疗。其中防风为必用之药,因防风为风药中之润剂,于此处用之既可疏散肝郁,又起胜湿止痛止泻的作用。腹痛明显者,可加木香、延胡索等理气止痛;腹泻明显者,可加芡实、山药、薏苡仁等健脾利湿,收涩止泻之品;腹胀明显者,可加苏梗、乌药等理气消胀。

2. 心胃相关,调心安神以和胃 心主神志,为五脏六腑之大主,主不明则十二官危。七情虽与五脏相应,但最终仍由心主神志这一功能统摄,即情志发于心而应于五脏。故心神失调,可影响脾胃功能,导致出现纳呆、脘胀、便溏等症状。而脾胃功能的失调亦可影响心神。肠易激综合征常伴有失眠多梦、心烦焦虑等心神失常的表现,治疗可适当应用调心安神之法,可灵活加用合欢皮、夜交藤、茯神等调心安神之品。同时应针对引起心神失常的病因进行调理治疗,如由于心阴亏虚,而出现心烦失眠、多汗等症状时,可选用百合、淮小麦、酸枣仁等养心安神。在治疗胃肠病同时有明显抑郁焦虑状态时,对于这些久病难愈的患者,在中医辨证施治基础上,选用黛力新、赛乐特等抗抑郁焦虑西药。此可谓西药中用,使中西医有机地结合,以提高疗效;并注重情绪疏导、体育锻炼、饮食调摄,有利于缩短疗程。

3. **注重兼夹,灵活辨证以施治** 以痛泻为主要表现的肠易激综合征虽以肝郁脾虚为主要病机,但肝郁可化火生热,肝郁气滞又可化瘀;而脾虚则可生湿化痰,亦可及肾而出现脾肾阳虚;湿、热、瘀、痰亦可互结而为患。要想提高疗效,必须注重兼夹,灵活辨证以施治。对夹湿者,常于疏肝健脾时加用藿香、佩兰等以芳香醒脾化湿;夹瘀者,则多加用丹参、三七以化瘀;夹湿热者,则加黄连、马齿苋等以清利肠道湿热。

五、功能性便秘

便秘是临床常见病与多发病,是以大便排出困难,粪质干燥坚硬,秘结不通,艰涩不畅,排便次数减少,或虽有便意而排便无力、粪便不干亦难排出为主的病症。主要包括西医学中的功能性便秘、便秘型肠易激综合征,或因直肠、肛周疾病,神经性疾病,慢性消耗性疾病,内分泌代谢疾病,结缔组织性疾病,药物作用,精神因素,医源性因素等而出现的便秘(因肿瘤、巨结肠病、肠梗阻等疾病引起的便秘不在本病证范围)。

余莉芳认为便秘主要由饮食不节、情志失调、年老体虚、感受外邪等因素导致热结、气滞、寒凝、气血阴阳亏虚,引起肠道传导失司。如饮酒过多,过食辛辣肥甘厚味,导致肠胃积热,大便干结;或恣食生冷,致阴寒凝滞,胃肠传导失司,造成便秘;忧愁思虑过度,或久坐少动,每致气机郁滞,不能宣达,通降失常,传导失职,糟粕内停,不得下行,而致大便秘结;素体虚弱,或病后、产后及年老体虚之人,气血两亏,气虚则大肠传送无力,血虚则津枯肠道失荣,甚则致阴阳俱虚,阴亏则肠道失荣,导致大便干结,便下困难,阳虚则肠道失于温煦,阴寒内结,导致便下无力,大便艰涩;外感寒邪可导致阴寒内盛,凝滞胃肠,失于传导,糟粕不行而成冷秘;若热病之后,肠胃燥热,耗伤津液,大肠失润,亦可致大便干燥,排便困难。

便秘的病机关键为大肠传导失常,病位在大肠,与肺、脾、胃、肝、肾等脏腑的功能失调有关,病理性质有虚实寒热之异,且可相互转化、兼夹。燥热内结于肠胃者,属热秘;气机郁滞者,属实秘;气血阴阳亏虚者,为虚秘;阴寒积滞者,为冷秘或寒秘。四者之中,又以虚实为纲,热秘、气秘、冷秘属实,气血阴阳不足的便秘属虚。寒、热、虚、实之间,常又相互转化或相互兼夹。如热秘久延不愈,津液渐耗,可致阴津亏虚,肠失濡润,病情由实转虚。气机郁滞,久而化火,则气滞与热结并存。气血不足者,如受饮食所伤或情志刺激,则虚实相兼。阳气虚衰与阴寒凝结可以互为因果,见阴阳俱虚之证。

余莉芳认为中医治疗讲究治病求本,审证求因为原则,"实则泻之,虚者补之",如《景岳全书·秘结》曰:"阳结者邪有余,宜攻宜泻者也;阴结者正不足,宜补宜滋者也。知斯二者即知秘结之纲领矣。"围绕调和阴阳、补虚泻实之法,同时予以"保胃气,存津液"的原则,合理投药,反对滥用攻泻,以致伤气耗津。实秘为邪滞肠胃,壅塞不通所致,故以祛邪为主,给予行气、泻热、通导之法,使邪去便通;虚秘为肠失润养,推动无力而致,故以扶正为先,给予益气温阳,滋阴养血之法,使正盛便通。

1. 急则治其标,缓则治其本　便秘治疗种类颇多,主要有内治法和外治法,治疗应遵循急则治其标,缓则治其本的原则。胃肠积热、阴寒凝滞者,病势多急,应急则治标,予泄热通便、温里散寒等法;素体体虚、久病伤正、气血两亏、阴阳两虚者,病势多缓,应缓则治本,予益气润肠、养血润燥、滋阴温阳等法。经内治法治疗无效或收效不大的重度患者,应考虑是否有器质性病变,如有可考虑手术治疗。

2. 审因论治,辨证用药　余莉芳指出治疗慢性便秘患者,一定要详询病因病机,审症求因,切不可一味采用通里攻下,也不能不辨证型,一味滥用润肠通便药物。导致便秘的病因很多,祛除致病因素是缓解大便不通的有效方法,所以在便秘的辨治过程中要详辨病因,脾虚者,要重用生白术 30～60 g 以补气健脾通便;血虚肠燥者,用生白芍 30 g,当归 18 g 以补血润燥通便;肾阴虚者,用生、熟地黄 18 g 以滋补肾阴通便;肾阳虚者,用肉苁蓉 18 g,胡桃肉 20 g 以温补肾阳,润肠通便;气虚者,重用生黄芪 30 g 以补益肺气通便;痰热阻肺者,加瓜蒌仁、杏仁、冬瓜子以宣肺清热通便;大肠实热者,用大黄、枳实、厚朴以清热泻腑通便;久病多瘀,兼有血瘀者,加桃仁、大黄以活血化瘀通便;肝郁气滞者,重用枳实、柴胡、八月札以疏肝理气通便。

3. 益气润下,恢复肠道传导功能　余莉芳根据既往临床经验创立了"芪槟合剂"。芪槟合剂主要由黄芪、槟榔、知母、玉竹、枳实、全瓜蒌、望江南等组成。黄芪善补脾肺之气,司君药之职。槟榔(也可用大腹皮)功可行气消积,与黄芪合用为君,行气而不耗气,可增强黄芪补气通便作用,同时又防止黄芪满中之弊。知母善清三焦虚实之火,玉竹养阴润燥,与知母同为臣药,共奏滋阴润燥,增水行舟之意,用于肠燥便秘。枳实(也可用枳壳,作用较为缓和)行气宽中,通便消胀;慢性功能性便秘患者往往伴有腹胀腹痛的症状,枳实理气导滞不伤正,且与黄芪配合使用,可消除部分患者服用黄芪后引起的脘腹胀满。全瓜蒌为治标而设,润肠通便,用于肠燥便秘。望江南能清热润肠,可防止粪便长期停滞于肠内而化热伤阴,现代研究表明望江南中含有少量的蒽醌类物质,但目前尚无报道由于长期服用望江南导致结肠黑变,其与全瓜蒌、枳实同为佐药,协同增强理气通腑之功。芪榔合剂全方用药精简,针对病机,标本兼顾,升降同用,益气养阴不留邪,理气导滞不伤正。临床上余莉芳也经常选用一些增液润下的药物,如玄参、麦冬、生地黄,增液汤三药合用养阴增液,使肠燥得润,大便得下。

余莉芳治疗顽固性便秘时,还经常嘱患者摄生调养,这对巩固疗效具有很好的作用。首先注意饮食习惯改变,当多食用含粗纤维的食物及蔬菜,荤素搭配;其次做到劳逸结合,适当增加活动;并戒除忧思恼怒,保持良好心态,必要时加用抗抑郁焦虑药百优解。

六、非酒精性脂肪性肝病

非酒精性脂肪性肝病(non-alcoholic fatty liver disease,NAFLD)传统意义上是指除外酒精和其他明确的损肝因素所致的,以弥漫性肝细胞大泡性脂肪变为主要特征的临床病理综合征,其包括单纯性脂肪肝以及由其演变的脂肪性肝炎、肝硬化。胰岛素抵抗和遗传易感性与其发病关系密切,临床多并发肥胖、糖尿病、高脂血症等诸多代谢功能紊乱疾病。亚太肝脏研究学会2020年首次采用代谢相关脂肪性肝病(metabolic associated fatty liver disease,MAFLD)取代NAFLD的命名,认为是一种系统性代谢紊乱的肝脏表现。根据临床表现将其归属于"痰浊""湿阻""肝着""积聚""肝瘀"等范畴。

本病病位主要在肝、脾,也可涉及肾脏。饮食不节、劳逸失度、情志失调、禀赋不足是其主要病因,导致机体肝、脾、肾功能失调以及痰、湿、浊、瘀留而不去,痹阻肝脏脉络而形成。临床上往往是多因素相互作用而发为本病。

余莉芳认为本病发生是因为过食肥甘厚味,或过度肥胖,或感受湿热疫气,或情志失调等所致。其病变部位在肝,与胆、脾、胃、肾等脏腑密切相关。病机总为本虚标实,本虚为肝、脾、肾亏虚,而以肝郁脾虚为主;标实以痰、湿、瘀为要,肝失疏泄,脾失健运,湿热内蕴,痰浊郁结,瘀血阻滞。故余莉芳认为脂肪肝治疗的重点,主要是针对脾虚失健,运化不及以及由此所产生的湿、痰、瘀互结的病理状况,分别采用补脾助运、消壅散滞、化瘀行血等方法,以截断痰浊之源,或清除已存在的痰浊之邪,扭转已有的病理趋势。同时由于脏腑间存在着相互联系与影响,在用药上要适当辅之以疏利肝胆之气,调畅气机的配伍以扶脾助运。余莉芳根据长期的临床经验,以上述理论为指导结合现代药理,创制了"消脂保肝饮",该方由西红花、郁金、垂盆草、黄芪、白术、茯苓、生薏苡仁、泽泻、泽兰9味药物组成,通过动物实验证实对降低血脂、治疗脂肪肝确有疗效;经过临床治疗观察,不但可以降低甘油三酯,也可减肥,更有益气健脾,增强体质的作用。在临床应用时可以本方为基本方进行辨证治疗。临床上也经常用有降脂作用的荷叶、生山楂、鸡内金等药物治疗。

1. **明病机,守治法,用药精炼灵活** 余莉芳治疗脾胃病问诊细致,诊断思路清晰,重视脾胃、肝脏的生理功能,根据不同疾病明辨病机,用药循序渐进。诊治非酒精性脂肪性肝病遵循"见肝之病,知肝传脾"的观点,治疗脂肪肝,必须在黄芪、炒白术、生薏苡仁健脾化湿基础上疏肝活血,黄芪、生薏苡仁用量 9～27 g;丹参、泽兰、泽泻用量 9～18 g;西红花用量 3～6 g,活血通络。疏肝解郁多加郁金、陈皮、枳壳宽中理气;理气止痛药,多选香附、延胡索,不用偏于苦浊的川楝子,亦少用升提之柴胡;有舌质偏红或苔黄等热象者,可加一二味清热药,常选茵陈、垂盆草等。

余莉芳认为,对于脂肪肝用药宜循序渐进,不能图快一时,以免苦寒重伤其胃;湿为阴邪,寒凉难以祛除,况此等慢性病,其疗程长,病机既明,则治法方药不宜变动太大、太多,贵在持之以恒。

2. **重视衷中参西,辨病辨证结合** 余莉芳一贯主张中西医结合,相互学习、取长补短、融会贯通。坚持辨证诊治是中医治疗脂肪肝的一个基本原则,只有坚持辨证论治才能体现中医临床诊治的特色。同时,根据西医学的诊断标准,明确诊断,有利于把握疾病的本质,辨证与辨病相结合,既体现了中医理、法、方、药的一致性,又提高了临床诊断和治疗的针对性。将临床传统的中医辨证论治和西医的微观辨病相结合(分别结合临床诊断和肝功能、血脂、B超以及CT表现),根据不同证型用药的同时适当考虑消脂保肝,此所谓中药西用。在治疗胃肠病合并抑郁焦虑症时,余莉芳认为此类患者虽表现分属中医"胁痛""痰浊""肝癖"等范畴,但部分患者病机为脾胃虚弱在先,痰湿内生在后,复因久病情志所伤,有肝郁气滞、痰瘀互结之象，故采取异病同治的方法治疗，而对于一些同时有抑郁焦虑状态的患者，则以中医辨证施治为主，配合应用抗抑郁焦虑的西药，此可谓西药中用，并需密切观察肝功能、血脂等变化，对肝功能转氨酶增高者必要时加用降酶西药，中西医有机地结合。同时注重情绪疏导、体育锻炼、饮食调摄，以提高疗效。

3. **重视饮食调理和运动** 余莉芳认为脂肪肝的饮食调理和运动至关重要，要保证营养平衡，一是杜绝暴饮暴食，忌高脂食品（但需注意优质蛋白摄入，如豆制品、瘦肉、鱼、虾、脱脂奶等），控制脂肪、碳水化合物、食用糖等热量的摄入，少量选用植物油；二是坚决戒酒，避免酒精对肝脏的损害；三是保证新鲜蔬菜，尤其是绿叶蔬菜的供给，含糖多的蔬菜及水果不宜进食过多；四是注意适当增加运动量以减少肝脏的脂肪沉积，运动可选慢跑、仰卧起坐、使用健身器械等。

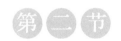

第二节

经验方解析

一、纳达合剂

【处方组成】沙参9 g，麦冬9 g，川连3 g，蒲公英15 g，芙蓉叶9 g，枳实9 g，川朴6 g，制大黄9 g，代赭石30 g，制半夏6 g，甘草3 g。

【功用主治】养阴清胃，降逆理气。主治胆汁反流性胃炎、慢性胃炎、胃溃疡等见恶心呕吐、胃脘灼痛、大便不畅、舌偏红、苔少微黄。

【组方原则】治疗上运用清润通降的方法，用药力求清热性凉不伤正、降逆和胃行气而不香燥。组方关键在于重降逆，和胆胃，宽中焦，通腑气。

【作用机制】① 重在降逆：姜半夏降逆止呕，生赭石重镇降逆，内含硫酸钙有收敛保护胃黏膜作用。枳壳、川朴、制大黄乃小承气汤之意，可理气通腑，宽中导滞，加强胃肠蠕动节律，有消除胆汁淤积作用。② 清胃泄热：方中黄连、芙蓉叶、蒲公英、制大黄清胃泄热，对胃黏膜充血、糜烂有促进修复、愈合作用，也可抑制幽门螺杆菌。③ 养阴和胃：叶天士曰"阳明阳土，得阴自安……以胃喜柔润也"。方中北沙参、麦冬、甘草柔润生津，养阴护胃，又能监制方中理气之品香燥之弊，使患者服用本品依从性好。

二、芪榔合剂

【处方组成】黄芪 15 g,槟榔 9 g,知母 9 g,枳实 12 g,玉竹 9 g,全瓜蒌 30 g,望江南 9 g 等。

【功用主治】益气养阴,润肠通便。主治功能性便秘,气阴两虚型尤佳。

【组方原则】补而不滞,通而不峻,通补兼施,标本兼治。

【作用机制】① 以补益脾气为根本:气血同源,气旺血足则脾胃运行通畅,水谷精微化生有力,用黄芪为君药健脾益气。② 以肠腑通降为顺:槟榔破气滞下行,与黄芪合用为君,行气而不耗气,专利肠胃之气,可增强补气通便作用,同时又可防止黄芪中满之弊。③ 以滋阴润燥为辅:玉竹与知母同为臣药,合全瓜蒌、望江南润燥通便。

三、消脂保肝饮

【处方组成】西红花 3 g,白术 12 g,郁金 9 g,茯苓 12 g,泽兰 9 g,泽泻 9 g,生薏苡仁 30 g,黄芪 9 g,垂盆草 30 g。

【功用主治】疏肝解郁,活血化瘀,健脾化湿。主治脂肪肝。

【组方原则】针对脂肪肝气滞、血瘀、痰湿及脾虚的关键病机立方。

【作用机制】① 疏肝健脾:郁金疏肝解郁,黄芪、白术、茯苓健脾燥湿。② 渗湿利水:泽泻、生薏苡仁淡渗利水,垂盆草清肝经湿热。③ 化瘀通络:西红花、泽兰活血化瘀通络。

四、溃结清肠方

【处方组成】败酱草 15 g,红藤 15 g,秦皮 10 g,白及粉 6 g,三七粉 6 g,赤石脂 15 g,炒白术 12 g,木香 6 g,黄连 6 g 等。

【功用主治】清肠化湿,凉血宁络。主治活动期溃疡性结肠炎。

【组方原则】针对溃疡性结肠炎活动期湿、热、瘀、毒的关键病机立方。

【作用机制】① 清热解毒:败酱草、红藤凉血消痈;秦皮、黄连清热燥湿,涩肠止痢。② 调气和血:木香行气止痛,三七粉、白及粉活血止血。③ 健脾止泻:赤石脂、炒白术健脾止泻。

五、溃结肠宁方

【处方组成】茯苓 30 g,山药 30 g,炒薏苡仁 30 g,炒白术 12 g,炒白芍 10 g,黄连 6 g,木香 6 g,赤石脂 15 g,煨诃子 10 g,炙甘草 5 g 等。

【功用主治】健脾益气,化湿助运。主治缓解期溃疡性结肠炎。

【组方原则】健脾止泻扶正为主,兼以清肠祛湿。

【作用机制】① 健脾化湿:茯苓、山药、炒白术、炙甘草益气健脾,炒薏苡仁健脾利湿。② 涩肠止泻:赤石脂、煨诃子涩肠止泻。③ 理气清肠:木香理气止痛,黄连清热燥湿,炒白芍养血敛阴,缓急止痛。

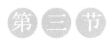

脾胃病常用中药临证心得

一、理气药

枳实、枳壳

【性味】苦、辛,凉。

【归经】归脾、胃、大肠经。

【功效】理气宽中,消胀除痞。古方中大多用的是枳实,至宋、明、清始有枳壳的记载。目前认为它们是同一植物的不同阶段的果实,枳实为幼小果实,枳壳为将成熟的果实,可能在成分的含量上有所区别,临床使用认为枳壳较枳实药力缓和。

【用法用量】煎服,3~9 g。

【现代研究】枳实和枳壳所含的成分大致相同,含挥发油类和黄酮苷类橙皮苷等。① 枳壳中的挥发油成分能够促进体内脂肪的代谢。橙皮苷能缓解糖尿病导致的血脂代谢紊乱,并能降低总胆固醇等指标。枳实水煎剂低浓度时能兴奋胃肠,使正常小鼠增强胃肠运动收缩节律,提高收缩力。高浓度时对肠平滑肌起抑制作用。② 枳实中的 D-柠檬烯对离体大肠、子宫、末梢血管有收缩作用,对黏膜局部有刺激作用,并能促进胆汁分泌和奥狄氏括约肌亢进。③ 枳实水煎剂对家兔离体或在体子宫,已孕或未孕子宫,均有显著的兴奋作用,增强收缩力和张力,甚至出现强直性收缩。

【临床应用体会】 ① 枳实能够双向调节人体的胃肠平滑肌,增强胃肠蠕动,同时亦可缓解胃肠平滑肌痉挛。临床用于胸膈气滞、结胸、胁胀、食积不化、脘腹胀满疼痛、下痢后重等,起行气消胀作用。枳实通下消积的力量较枳壳强,如枳实导滞丸、大小承气汤、厚朴七物汤、麻仁丸、柴胡疏肝散、温胆汤、导痰汤中均有应用。② 枳壳升提作用较好,配合参、芪,多用于胃下垂、脱肛及其他内脏下垂等病症。③ 枳壳在临床上还能用于治疗胆石症,增加胆汁的分泌。④ 因枳实有兴奋收缩子宫的作用,故经期或孕期妇女应注意慎用。⑤ 脾虚便溏者不宜使用。

陈皮

【性味】 辛、苦,微温。

【归经】 归脾、肺经。

【功效】 理气和胃,燥湿化痰。

【用法用量】 煎服,3~9 g。

【现代研究】 ① 陈皮中含有的挥发油,能刺激支气管,引起腺体分泌增多,从而达到祛痰作用,其有效成分为柠檬烯。② 用甲基橙皮苷治疗大鼠实验性胃溃疡,实验前和实验中皮下注射 100 mg/kg 或 500 mg/kg,连续给药 6 日,有明显抑制溃疡发生的效果,而且还有抗胃酸分泌作用。③ 具有利胆作用,给麻醉大鼠皮下注射甲基橙皮苷 100 mg/kg 或 500 mg/kg,可增加其胆汁的排泄量。

【临床应用体会】 ① 用于胸腹胀满等症。陈皮,气味芳香,辛散理气,能入脾、肺,故能行气宽中,用于胸膈痞满、脘腹胀满等症。常与木香、枳壳、郁金等配伍应用。② 陈皮苦温燥湿而能健脾行气,故常用于中焦湿阻气滞、脘腹胀闷、便溏苔腻等症,可配伍苍术、厚朴同用(平胃散)。也适用于脾胃虚弱、饮食减少、消化不良等症,常与党参、白术、茯苓等配合应用(异功散、六君子汤)。对胃失和降、恶心呕吐,偏寒者可与半夏、生姜同用;偏热者可配伍竹茹同用。③ 陈皮燥湿化痰,是治疗痰多咳嗽的常用要药,每与半夏、茯苓同用(二陈汤、杏苏二陈散)。化痰以化橘红效更佳。④ 因其既能健脾,又能理气,故往往用作补益药之佐使,可使补而不滞,防止补药壅遏作胀。

木香

【性味】 辛、苦,温。

【归经】归脾、胃、大肠、胆经。

【功效】理气止痛。

【用法用量】煎服,3～6 g。

【现代研究】① 木香对消化系统的药效主要体现为调节胃肠运动、止泻、保护胃黏膜、愈合溃疡和利胆等作用。② 木香在临床上广泛用于肿瘤治疗,木香中的有效成分对肺癌、肝癌、前列腺癌、膀胱癌、卵巢癌、乳腺癌、宫颈癌、喉癌、胃癌、急性早幼粒白血病和慢性髓性白血病等肿瘤细胞的增殖具有抑制作用。

【临床应用体会】① 目前临床应用的广木香为菊科植物,无毒;青木香为马兜铃根,有肾毒性,应注意区分。② 用于脾胃气滞,脘腹胀痛、肠鸣便溏宜选用煨木香(香砂枳术丸)。③ 木香有抗菌、解痉作用,可用于各种急、慢性肠炎(香连丸、木香槟榔丸、木香顺气丸)。肝、胆、胰腺病变引起的疼痛也可使用。④ 木香性燥易伤阴,阴虚患者不宜久用。

香附

【性味】辛、微苦、微甘,平。

【归经】归肝、脾、三焦经。

【功效】疏肝解郁,理气宽中,调经止痛。

【用法用量】煎服,6～10 g。醋制香附疏肝止痛作用好,酒制香附通经止痛作用好。

【现代研究】① 香附醇提物有抗菌、抗炎、镇痛作用。水提物有抑制真菌和抗菌作用。② 能抑制子宫收缩、松弛平滑肌。其挥发油有弱雌激素样作用。③ 香附水煎剂可明显促进胆汁分泌,并对肝细胞有保护作用。

【临床应用体会】① 治疗肝郁气滞之胁肋胀痛,可与柴胡、川芎、枳壳等同用,如柴胡疏肝散。② 治寒凝气滞之胃脘痛,可与高良姜同用,如良附丸。③ 外感风寒兼脾胃气滞者,可与苏叶、陈皮同用,如香苏饮。④ 治疗气、血、痰、火、湿、食六郁所致的胸膈痞满、脘腹胀痛、饮食不化等,可与苍术、川芎、栀子等同用,如越橘丸。⑤ 香附治疗胃脘痛,药性较平和,香燥之性也不甚。经常配合主药使用,有镇静、镇痛作用。⑥ 香附治疗妇女痛经是有效的主药之一,能松弛子宫平滑肌。治疗月经不调的调经功能还与其具有雌激素样作用有关。

郁金

【性味】辛、苦,凉。

【归经】归肝、胆、心、肺经。

【功效】行气解郁，活血止痛，保肝利胆。

【用法用量】煎服，6～12 g。

【现代研究】① 郁金化学成分姜黄素和挥发油能促进胆汁分泌与排泄，郁金挥发油有保肝作用。② 郁金煎剂能刺激胃酸及十二指肠液分泌，郁金挥发油口服对大鼠慢性胃溃疡和应激性溃疡都有明显的抑制作用。③ 郁金提取物有抗凝血作用，能降低全血黏度，抑制血小板聚集。④ 郁金水煎剂、挥发油对多种皮肤真菌和多种细菌有抑制作用，也有一定的抗炎止痛作用。⑤ 郁金致流产的机制可能为抗孕激素作用，并与兴奋子宫有关。

【临床应用体会】以前有广郁金、川郁金之分，目前上海供应的郁金都是浙江产的郁金通货。① 临床多治疗气血郁滞之胸痹疼痛、胸胁胀痛，常配伍延胡索。② 治疗肝郁化热，经前腹痛，常配伍柴胡、香附、当归等。③ 治疗痰浊蒙蔽心窍之癫痫发狂，常配伍白矾（白金丸）。安宫牛黄丸中用郁金，以清心开窍。④ 治疗湿温病浊邪蒙蔽清窍、胸脘痞闷、神志不清，可配石菖蒲、竹沥、栀子等。⑤ 治疗急、慢性肝炎，用于降低转氨酶和退黄，常配伍茵陈、栀子、垂盆草等药。⑥ 治疗肝胆结石、胆胀胁痛，常配伍金钱草、海金砂、虎杖等药。⑦ 善治疗肝郁化热，迫血妄行之吐血，妇女倒经，常配伍生地黄、丹皮、栀子等。

佛手

【性味】辛、苦、酸，性温。

【归经】归肝、脾、胃、肺经。

【功效】疏肝理气，和胃止痛。

【用法用量】煎服，3～9 g。

【现代研究】动物实验提示佛手对胃肠道平滑肌有解痉作用。

【临床应用体会】① 本品气味清香，药性平和，虽属辛苦温之品，却无燥烈之弊，理气不伤阴，对各种气滞均可应用。脾胃气滞、脘腹痞满、纳谷不馨者，可配木香、枳壳等同用；肝胃气滞、脘胁胀痛者，可配郁金、青皮、延胡索；肺气郁滞、胸膺闷痛者，可配橘络、丝瓜络、枇杷叶等同用。② 佛手味稍酸，胃酸过多者不宜应用，对萎缩性胃炎、胃酸缺少、纳呆脘胀者较为合适。

延胡索

【性味】辛、苦，温。

【归经】归肝、脾、心经。

【功效】行气活血止痛。醋制可加强止痛之功。

【用法用量】煎服,6～10 g。

【现代研究】① 延胡索总生物碱有显著的镇痛作用,以乙素最强,甲素次之,同时有镇静、催眠、安定作用。② 延胡索醇提物能扩张冠状动脉,降低冠脉阻力,增加冠脉血流,提高耐缺氧能力。③ 延胡索生物碱能减慢心率,对抗心律失常和抑制心肌收缩力。去氢延胡索甲素能保护心肌细胞,抗心肌缺血。④ 延胡索乙素能扩张外周血管,降低血压。⑤ 延胡索多种生物碱对大鼠实验性溃疡有显著的对抗作用,能抑制胃酸的分泌。⑥ 延胡索乙素能促进大鼠垂体分泌促肾上腺皮质激素,影响甲状腺功能和提高抗应激能力。

【临床应用体会】① 延胡索既能理气,又能活血。《本草纲目》记载“延胡索能行血中气滞,气中血滞,故专治一身上下诸痛”,如胃痛、腹痛、肝痛、神经痛、痛经、心绞痛、肿瘤疼痛等。其为中枢性镇痛药,而解痉止痛效果略逊。用药时间过久会有耐药性。② 寒滞胃痛,可配伍桂枝、高良姜、香附等。③ 治疗心血瘀阻之胸痹心痛,常与丹参、薤白、瓜蒌等药同用。④ 治疗经闭癥瘕、产后瘀阻,常配伍当归、蒲黄、赤芍等。⑤ 治疗寒疝腹痛、睾丸肿胀,常配伍橘核、川楝子、乌药等。⑥ 治疗风湿痹痛,常配伍秦艽、威灵仙等药。⑦ 治疗跌打损伤、瘀血肿痛,可单用本品,为末,以酒调服。

乌药

【性味】辛,温。

【归经】归肺、脾、肾、膀胱经。

【功效】行气止痛,温肾散寒。

【用法用量】煎服,6～9 g。

【现代研究】① 乌药挥发油对胃肠道平滑肌有兴奋作用,其机制与兴奋迷走神经有关。② 乌药水煎剂对多种细菌、病毒有抑制作用。③ 乌药除有抗炎镇痛作用外,还有保护肝脏、促进凝血功能等药理作用。

【临床应用体会】① 治疗寒凝气滞之胸满痞塞、胁肋闷痛,可配香附、沉香、延胡索等(乌药顺气散)。② 治疗七情郁结、上气喘急、脘腹胀满疼痛,可配合沉香、人参、槟榔(四磨汤)。③ 治疗寒疝腹痛,可配小茴香、木香、青皮、高良姜等(天台乌药散)。④ 治疗寒凝气滞之痛经、乳房胀痛,可配当归、香附等(乌药汤)。⑤ 治疗膀胱虚冷之小便频数、小儿遗尿,可与益智仁、山药等同用(缩泉丸)。

川楝子

【性味】 苦,寒,有小毒。

【归经】 归肝、小肠经。

【功效】 疏肝泄热,行气止痛,杀虫。

【用法用量】 煎服,6~9 g。炒用可减低寒性。

【现代研究】 ① 能松弛奥狄括约肌,收缩胆囊,促进胆汁排泄。② 能兴奋肠管平滑肌,使其张力和收缩力增加,促进肠蠕动。③ 具有驱虫作用,作用缓慢而持久,能麻痹蛔虫的头部。④ 对金黄色葡萄球菌、多种致病性真菌有抑制作用。

【临床应用体会】 ① 治疗肝胃不和或肝郁化火所致胸胁、脘腹胀痛、疝气疼痛,可与延胡索配伍(金铃子散)。但川楝子有肝毒性,长期使用会加重肝脏损害,引起转氨酶升高。② 治疗寒疝腹痛,常配伍小茴香、木香、吴茱萸等暖肝散寒药。③ 治疗蛔虫引起的腹痛,每与槟榔、使君子等驱虫药同用。④ 本品有毒,过量或持续服用会损伤胃黏膜,加重炎症和溃疡。又因性寒、味苦,常规剂量水煎服也易引起恶心、呕吐、胃痛、腹泻,故慢性胃病、肝病不常用。

沉香

【性味】 辛、苦,微温。

【归经】 归脾、胃、肾经。

【功效】 降气宽中,纳气平喘。

【用法用量】 煎服,1~5 g,后下。

【现代研究】 ① 沉香水煎剂能抑制小鼠回肠的自主收缩,并能对抗组胺、乙酰胆碱引起的痉挛性收缩。② 有镇静、安定、平喘、抗菌等作用。

【临床应用体会】 ① 治疗胸腹部的气滞闷胀,以沉香曲效果较好。② 治疗寒邪犯胃,顽固性嗳气、呕吐,可用沉香末吞服,能增效。③ 治疗脾胃虚寒,呃逆不止,经久不愈者,可与丁香、柿蒂、白豆蔻等同用。④ 治疗脾胃虚寒,脘腹冷痛,常配合肉桂、干姜等。⑤ 治疗肾不纳气之虚喘证,常与肉桂、附子、补骨脂等同用。⑥ 治疗支气管哮喘,常与紫苏子、半夏、厚朴等配伍。

丁香(公丁香)

【性味】 辛,温。

【归经】 归脾、胃、肺、肾经。

【功效】理气降逆,温中暖肾。

【用法用量】煎服,1～3 g,后下,或研末外敷。

【现代研究】① 丁香挥发油能促进胃液分泌,增强消化力,减轻恶心呕吐,缓解腹部气胀,为芳香健脾药。② 其水煎剂具有镇痛抗炎作用。③ 丁香酚有局部麻醉作用和抗惊厥作用。④ 其煎剂有广谱抗菌作用,对葡萄球菌、链球菌、真菌及大肠、痢疾、伤寒等杆菌均有抑制作用,并有较好的杀螨作用。⑤ 有抗血小板聚集、抗凝、抗血栓形成、抗氧化等作用。

【临床应用体会】① 丁香温中暖胃,治疗虚寒呕逆大多有效,常与柿蒂、人参、生姜、刀豆子等同用。② 古方丁桂散,与肉桂同用,可内服,可外敷。治疗劳损腰痛、寒湿腰痛、坐骨神经痛也有较好的疗效。③ 治疗妊娠恶阻,与藿香、砂仁配伍。④ 治疗胸痹心痛,可与附子、薤白、川芎、桂枝等药配伍。⑤ 若胃寒脘腹冷痛,可与高良姜、延胡索等同用。⑥ 治疗肾虚阳痿,宫冷不孕,可与肉桂、淫羊藿等同用。⑦ 丁香常规剂量内水煎服无毒,大剂量丁香油有一定的毒性。局部使用,个别人有过敏反应。

二、化湿药

苍术

【性味】辛、苦,温。

【归经】归脾、胃、肝经。

【功效】燥湿健脾,祛除风湿。

【用法用量】煎服,3～9 g。

【现代研究】① 苍术醇有促进胃肠运动作用,对正常大鼠的胃平滑肌有轻微兴奋作用。② 苍术抑制胃液分泌,对应激性溃疡有较强的抑制作用,苍术挥发油还能抑制唾液腺、肠腺的分泌,使唾液、肠液分泌减少。③ 苍术具有明显的排钾、钠、氯作用,但苍术水剂对正常大鼠无利尿作用。④ 其维生素 A 样物质可治疗夜盲及角膜软化症。

【临床应用体会】① 用于治疗慢性胃炎、溃疡病、胃肠功能紊乱、消化不良、胃脘闷胀、舌苔白腻。② 治疗脾虚湿聚,水湿内停的痰饮、泄泻或水肿,常与茯苓、泽泻、猪苓等利水渗湿药同用。③ 用于治疗关节炎属痹证湿胜者,常与薏苡仁、独活等祛风湿药同用。④ 民间用于空气消毒,如端午节用苍术、白芷、石菖蒲、艾叶烟熏消毒。

厚朴

【性味】 苦、辛,温。

【归经】 归脾、胃、肺、大肠经。

【功效】 燥湿消痰,下气除满。

【用法用量】 煎服,3～9 g,厚朴花1～3 g。

【现代研究】 ① 厚朴碱能松弛横纹肌,对肠管,小剂量出现兴奋,大剂量则为抑制。厚朴酚对实验性大鼠胃溃疡有明显的抑制作用。② 厚朴的木兰箭毒碱和厚朴碱均有降压作用。③ 厚朴酚对实验性肝损伤具有降低谷丙转氨酶的作用,可防止肝纤维化和肝硬化的形成。④ 厚朴水煎剂对部分细菌、皮肤真菌有抑制作用。厚朴木兰醇对EB病毒有明显的抑制作用。

【临床应用体会】 ① 用于腹满而大便秘结,治疗不完全性肠梗阻,常与大黄、枳实同用。② 用于痰饮阻肺,肺气不降,见咳喘、胸闷、苔腻者,本品能燥湿消痰,下气平喘,常与紫苏子、陈皮、半夏等同用。③ 用于热结便秘,常与大黄、芒硝、枳实同用,以达峻下热结,消积导滞之效。④ 治疗梅核气、胃脘痞满,如半夏厚朴汤。⑤ 厚朴小剂量3～6 g能增加胃肠平滑肌收缩,排除积气,消除闷胀;大剂量9 g以上则呈抑制作用,能解痉止痛。⑥ 厚朴只能用于实证气滞,厚朴花破气力弱,副作用小,可用于较轻的气滞湿阻。

藿香

【性味】 辛,微温。

【归经】 归脾、胃、肺经。

【功效】 芳香化湿,和中止呕,发表解暑。

【用法用量】 煎服,3～9 g,干品质地很轻,一般不大剂量使用。

【现代研究】 ① 藿香挥发油能促进胃液分泌,增强消化力,对胃肠功能有调节作用。② 藿香有防腐和抗菌、抑制真菌作用。③ 尚有扩张微血管而略有发汗等作用。

【临床应用体会】 ① 治疗夏季受寒感冒,及湿浊中阻而致恶寒发热、头痛脘闷、少食作呕、腹痛吐泻之症,常与佩兰、紫苏、半夏、厚朴等同用,如藿香正气散。② 放化疗后恶心呕吐及妊娠呕吐也常使用藿香。③ 藿香与其他化湿药不同,其没有抑制唾液的作用,不致引起口干舌燥。④ 夏季用藿香、佩兰、薄荷一起泡茶饮,可清化暑湿,开胃消食,预防感冒。

佩兰

【性味】辛,平。

【归经】归脾、胃、肺经。

【功效】化湿,醒脾,解暑。

【用法用量】煎服,3～9 g,或泡服,一般不大剂量使用。

【现代研究】① 佩兰挥发油对流感病毒有抑制作用。② 佩兰挥发油具有祛痰作用。

【临床应用体会】① 用于湿阻中焦证,常与苍术、厚朴、白豆蔻等同用。② 用于梅雨季节疰夏,困倦乏力、纳食不香、口中甜腻、舌苔白腻、口臭、多涎或有低热等暑热、暑湿证,常与藿香、荷叶、青蒿等同用。③ 用于脾瘅、口甘。

砂仁

【性味】辛,温。

【归经】归脾、胃经。

【功效】行气调中,和胃醒脾。

【用法用量】3～5 g,后下。

【现代研究】① 砂仁的挥发油主要是龙脑、樟脑,有解痉止痛的作用。② 砂仁对胃肠运动的作用是双向的,一方面可明显增加健康小鼠的胃肠节律性运动,故临床具有增强胃肠蠕动,促进胃液分泌,增强消化力的作用;另一方面,砂仁剂量增大又可显著减少大鼠的胃酸分泌,对小鼠应激性溃疡有明显的抑制作用,其机制可能是促进胃黏膜释放前列腺素,从而抑制胃酸分泌。

【临床应用体会】① 本品辛散温通,善于化湿行气,为醒脾和胃的良药。用于湿阻中焦及脾胃气滞证,见脘胀、纳呆、恶心、苔白腻者,常与苍术、厚朴、白豆蔻等配伍。如属脾虚气滞,配党参、白术等,如香砂六君子丸。② 木香和砂仁在治疗脾胃病时常同用,能增效,故名为"香砂"的古方很多,药理研究也证实两者有协同作用。③ 砂仁较木香、豆蔻更为香燥,故对阴虚火旺、舌苔不腻的患者注意慎用,对津液亏损、大便干结的患者不宜使用。④ 砂仁解痉止痛作用较蔻仁为强,开胃通气的效果蔻仁较砂仁为好。⑤ 本品能行气和中而安胎,是治疗妊娠恶阻、恶心呕吐、胎动不安的良药,可与白术、苏梗等配伍。

豆蔻

【性味】辛,温。

【归经】归肺、脾、胃经。

【功效】化湿行气,宽中醒胃。

【用法用量】3~6 g,后下。

【现代研究】① 该品所含挥发油对胃肠道有刺激作用,少量能促进胃液的分泌和刺激胃肠蠕动,大剂量则具有抑制作用。② 有降低大白鼠血清谷丙转氨酶作用。

【临床应用体会】① 用于湿浊中阻、不思饮食、舌苔白腻,可与藿香、半夏、陈皮等药同用。② 对湿阻气滞明显者,可与苍术、厚朴、陈皮等同用。③ 豆蔻辛温易伤阴液,口干咽燥、苔少、阴津不足者慎用。

三、活血药

丹参

【性味】苦,微寒。

【归经】归心、肝经。

【功效】活血祛瘀,养心安神。

【用法用量】煎服,9~18 g,酒炒可增强活血之功。

【现代研究】① 本品能扩张冠状动脉和外周血管,增加冠脉血流量,减慢心率,减轻心肌缺血性损伤程度;能促进纤维蛋白溶解并有抗凝作用,对缺血后脑组织有明显的保护作用。② 丹参水剂对胃黏膜有保护作用,对慢性胃溃疡和应激性胃溃疡具有明显促进愈合的作用。③ 可减轻四氯化碳引起的肝组织损伤,促进肝细胞再生,促进肝脏内蛋白质代谢功能的恢复。④ 能调整体液免疫和细胞免疫,且有抗菌、抗炎、抗过敏、抗肿瘤、解热、镇静、降血脂、抗凝血、延缓衰老等作用。

【临床应用体会】① 本品善活血祛瘀,为妇科调经要药。用于血瘀经闭、痛经、月经不调、产后瘀滞腹痛等证。前人有“一味丹参散,功同四物汤”之说。可单用为末,陈酒送服,即丹参散。亦常与红花、桃仁、益母草等活血调经药配伍,以增疗效。② 本品能活血祛瘀,消散癥结,为活血化瘀之要药。治血瘀气滞所致心腹、胃脘疼痛,与檀香、砂仁配伍,以活血行气止痛,即丹参饮;治癥瘕积聚,与三棱、莪术等活血消癥药配伍;治肢体关节疼痛,常与没药、当归等同用。③ 本品既凉血又活血,能清泄瘀热而消痈肿。治疗疮痈肿痛或乳痈初起,常与金银花、蒲公英等清热解毒药配伍。④ 本品能凉血清心,除烦安神,用于温热病热入营血,烦躁不安及心悸失眠等证,常与生地黄、玄参等清热凉血药配伍,如清营汤;治气阴不足,虚热内扰之心悸、失眠,常与酸枣仁、阿胶、人参等配伍,以益气养心安神,如天王补心丹。⑤ 丹参注射液广泛用于冠心病、肺心病、脑梗死、脑供血不足、血管炎、心肌炎、肝炎、肾炎、过敏性皮炎等,但对于肝硬化失代偿期应避免使用。⑥ 丹参不是补血药,主要具有活血作用,其所谓养血,乃以通为补也。

赤芍

【性味】 苦,凉。

【归经】 归肝经。

【功效】 清热凉血,活血祛瘀。

【用法用量】 煎服,6~15 g。

【现代研究】 ① 赤芍能显著抑制血小板聚集,有抗凝血作用,赤芍煎剂能显著延长凝血酶原时间,抗血栓形成。② 赤芍苷能直接扩张冠状动脉,对急性心肌缺血有保护作用,使主动脉斑块面积显著减少。③ 赤芍具有保肝作用,可改善肝炎后肝纤维化。赤芍静注可使大鼠肝萎缩程度明显减轻,降低转氨酶;可明显保护肝细胞膜的损伤,减轻肝细胞变性、坏死。④ 芍药苷具有明显的解痉作用,能抑制胃、肠、子宫等平滑肌痉挛。芍药苷和丹皮酚能显著抑制大鼠应激性溃疡和胃酸分泌。⑤ 赤芍苷能直接扩张冠状动脉,对急性心肌缺血有保护作用,使主动脉斑块面积显著减少。⑥ 芍药苷有镇静、镇痛、解热、抗炎作用,有广谱的抗菌、抗病毒作用。

【临床应用体会】 ① 治疗肝病,如急慢性肝炎、肝纤维化、肝硬化,剂量需大。② 本品有活血通经,祛瘀止痛之效,用于经闭痛经,多与益母草、丹参等活血调经药配伍;治积聚,常配伍桂枝、茯苓等;若治瘀滞伤痛,常与乳香、没药等活血止痛药同用;用于热毒疮痈,如急性乳腺炎、急性淋巴结炎,则多与金银花、蒲公英、黄芩等清热解毒药配伍;用于慢性咽炎,常与桔梗、牛蒡子、玄参同用。③ 本品有清泄肝火之效,治肝热目赤,或目生翳障,常配伍菊花、夏枯草等清肝明目药。

川芎

【性味】 辛,温。

【归经】 归肝、胆、心包经。

【功效】活血行气,祛风止痛。

【用法用量】煎服,3~9 g。

【现代研究】① 川芎对小肠平滑肌有抑制作用,小剂量能使家兔小肠收缩减慢,大剂量能使小肠收缩停止。② 川芎提取物有扩张冠状动脉,增加冠脉血流量,降低心肌耗氧量,改善微循环,降低血小板表面活性,抑制血小板聚集等作用。川芎嗪能通过血脑屏障,在脑干分布较多,对抗血栓形成,对缺血性脑血管病有显著预防作用。③ 水煎剂对动物中枢神经有镇静、降压作用,而对呼吸中枢、血管运动中枢和脊髓反射中枢有兴奋作用。④ 川芎浸膏可加强子宫收缩,甚至挛缩;大剂量反使子宫麻痹、收缩停止。⑤ 阿魏酸可提高 γ 球蛋白及 T 淋巴细胞的免疫作用,有抗维生素 E 缺乏作用。⑥ 对各种致病菌及病毒有抑制作用。

【临床应用体会】① 本品既能活血,又能行气,为"血中气药",能"下调经水,中开郁结"。用治多种血瘀气滞证,尤善治妇女月经不调、经闭、痛经及产后瘀阻腹痛等,为妇科活血调经之要药。② 本品性升散,善"上行头目",能活血祛风止痛,为治头痛之要药,前人有"头痛不离川芎"之说。若外感风寒头痛,常与白芷、细辛等祛风解表止痛药配伍,如川芎茶调散;治风湿头痛,与羌活、藁本等配伍,以祛风胜湿止痛,如羌活胜湿汤;治血瘀头痛,与桃仁、丹参、麝香等配伍,以活血通窍止痛,如通窍活血汤;治血虚头痛,与当归、熟地黄、芍药等补血药配伍,如四物汤。③ 本品能"旁通络脉",祛风活血止痛,常与独活、羌活等祛风湿通络药配伍,如蠲痹汤。④ 阴虚阳亢之头痛忌用,多汗、月经过多者慎用,高血压者慎用。本品不宜过大剂量使用。

红花

【性味】辛,温。

【归经】归心、肝经。

【功效】活血散瘀通经。

【用法用量】煎服,3~9 g。

【现代研究】① 红花有抑制血小板聚集和增强纤维蛋白溶解的作用,具有抗凝血和抗血栓的作用。② 具有轻度兴奋心脏,增加冠脉血流量及心肌血流量的作用。③ 本品水煎剂对实验动物子宫有明显的兴奋作用,对妊娠动物的作用尤为明显,大剂量可使子宫收缩达到痉挛的程度。④ 红花有增强免疫和抗炎作用。

【临床应用体会】 ① 本品能活血通经,用于血瘀痛经、月经延期、经闭、产后瘀滞腹痛等证,常与桃仁、当归、川芎等同用,如桃红四物汤、膈下逐瘀汤等;亦可治腹中血气刺痛,如膈下逐瘀汤等,或单用本品加酒煎服,即红蓝花酒。② 本品能活血祛瘀消癥,消肿止痛,用于癥瘕积聚、跌打损伤、心腹瘀阻疼痛等证。治跌打损伤疼痛,常与当归、乳香、没药等活血止痛药配伍;治心脉瘀阻,胸痹心痛,常与桂枝、瓜蒌、丹参等配伍;治癥瘕积聚,常与三棱、莪术等破血消癥药物配伍。③ 本品有活血化斑之功,用于血热瘀滞,斑疹紫暗,常与当归、紫草、大青叶等配伍,以增强活血解毒,凉血消斑之效,如当归红花散。④ 红花活血化瘀作用较强,药性温,质地轻,一般用量小,不宜大剂量使用,以免引起上火、出血反应。孕妇及月经过多者忌用。

桃仁

【性味】 苦、甘,平。

【归经】 有小毒。归心、肝、大肠经。

【功效】 活血祛瘀,润肠通便。

【用法用量】 煎服,3～9 g,用时捣碎。

【现代研究】 ① 桃仁的醇提取物有抗凝作用和弱的溶血作用,桃仁含有的三油酸甘油酯有抑制血小板聚集的作用。② 桃仁能改善血流动力学,增加狗股动脉血流量,增加脑血流量,对肝表面的微循环也有改善作用。③ 本品煎剂能促进初产妇的子宫收缩,有助于产后子宫复原和止血。④ 对炎症初期有较强的抗渗出作用,还有抗过敏性炎症的作用。⑤ 桃仁含多量不吸收的脂肪油,能润滑肠黏膜而有润肠通便作用。⑥ 桃仁所含苦杏仁苷有中枢性镇咳作用。

【临床应用体会】 ① 本品入心、肝血分,善苦泄破瘀,既为治妇科血瘀经产诸证所常用,又为治癥瘕积聚、跌打损伤等多种瘀血证所必须。治血瘀痛经、经闭,常与红花、当归等活血调经药配伍,如桃红四物汤;治产后恶露不尽、小腹冷痛,常与川芎、炮姜等配伍,如生化汤;治跌打损伤,血瘀刺痛,常与大黄、穿山甲等配伍,如复元活血汤;治癥瘕积聚,常与桂枝、牡丹皮等配伍,如桂枝茯苓丸。② 本品善泄血分之壅滞,而治热毒壅聚、气血凝滞之肠痈、肺痈,常与清热解毒药配伍,以活血消痈排脓。治肺痈,配苇茎、冬瓜仁或鱼腥草、金荞麦等,如苇茎汤;治肠痈,配大黄、牡丹皮等,如大黄牡丹皮汤。③ 本品质润多脂,既能润燥滑肠,以治肠燥便秘,常配火麻仁、郁李仁等润肠通便药同用,如润肠丸;又能润肺降气而止咳平喘,以治咳嗽气喘。④ 桃仁也可配伍治疗脉管炎、脑梗死后遗症。

⑤ 孕妇忌用,脾虚便溏者不用,过量研吞服用可致氰中毒,出现头晕、心悸,甚至呼吸抑制。

益母草

【性味】 苦、辛,微寒。

【归经】 归肝、心、膀胱经。

【功效】 活血调经,利尿消肿。

【用法用量】 煎服,9～30 g,或熬用。外用适量捣敷或煎汤外洗。

【现代研究】 ① 本品煎液及提取物对多种动物子宫有兴奋作用,可使宫缩的频率、幅度增加。② 可增加冠脉流量,减慢心率,改善微循环障碍,抑制血小板聚集,对实验性血栓形成有抑制作用。益母草能显著降低高黏血症家兔和人的全血黏度,还有抗氧化和降血压作用。③ 能改善肾功能,使尿量明显增加,尿素氮排出增多。④ 益母草素水浸剂有抑制皮肤真菌作用。

【临床应用体会】 ① 本品主入血分,善能活血调经,常治妇女血瘀经产诸证,为妇科经产要药,故有"益母"之称。用于瘀血阻滞的痛经、经闭、产后恶露不尽者,可单用熬膏内服,即益母草膏;亦常配当归、川芎、赤芍等,以加强活血调经之功,如益母丸;用于跌打损伤诸证,常与乳香、没药等活血止痛药配伍,内服、外敷均可。② 善利尿消肿,用于水肿、小便不利。本品既能利水消肿,又能活血化瘀,尤宜用于水瘀互结之水肿。可单用,亦可与鹿衔草、扦扦活、泽兰等配伍,以活血利尿。③ 本品有清热解毒消肿之功,用于疮痈肿毒、皮肤痒疹,可单用鲜品捣敷或煎汤外洗,也可配苦参、黄柏等清热燥湿药煎水内服。④ 有出血倾向的患者不宜使用,孕妇禁用,长期大剂量服用可能出现血压降低、肢麻乏力、血尿等不良反应。⑤ 益母草的成熟种子为茺蔚子,有肾毒,不宜用于肾病患者。

泽兰叶

【性味】 苦、辛,微温。

【归经】 归肝、脾经。

【功效】 活血通经,行水消肿。

【用法用量】 煎服,6～12 g。

【现代研究】 ① 本品提取物能改善实验动物微循环障碍,加快微血管内血流速度,有完全性抗凝血作用。② 泽兰叶全草有弱的强心作用。

【临床应用体会】 ① 本品善活血调经,且药性平和不峻,为妇科活血调经之常品,用于血滞痛经、经闭及产后瘀滞腹痛、恶露不尽,每与当归、川芎、益母草等配伍,以增强活血调经之效。② 本品能活血散滞,祛瘀消肿,用于跌打损伤、胸胁刺痛及痈肿等证。治跌打损伤,可单用捣敷,或与乳香、当归等活血止痛药配伍;治胸胁刺痛,常与丹参、郁金等配伍;治疮痈肿痛,常与金银花、黄连、赤芍等配伍,以清热解毒,活血消疮,如夺命丹。③ 本品能活血利水,尤宜用于水瘀互结之水肿,用于产后水肿、小便不利。常与益母草、防己、茯苓等配伍,以增强活血利水之效。④ 泽兰叶有清香味,夏季食欲不香,有化湿开胃功效,对脂肪肝患者有舒肝和胃活血的作用,如"消脂保肝饮"。

鸡血藤

【性味】 苦、甘,温。

【归经】 归肝经。

【功效】 活血补血,舒筋通络。

【用法用量】 煎服,9~15 g,大剂量可用至 30 g。

【现代研究】 ① 本品水煎剂能增加家兔血红细胞和血红蛋白,对实验性家兔贫血有补血作用。② 小剂量煎剂能增强子宫节律性收缩,较大剂量收缩更显著,已孕子宫较未孕子宫敏感。③ 鸡血藤煎剂可增加实验动物股动脉血流量,降低血管阻力,降低总胆固醇,对动脉粥样硬化病变有明显的对抗作用。

【临床应用体会】 ① 本品能活血、补血而调经,用于血瘀或血虚之月经不调、痛经、经闭等证。若因血瘀者,常与当归、川芎、香附等药同用,以行气活血调经;若因血虚者,则与当归、熟地黄等配伍,以养血调经。② 本品能养血活血又能舒筋活络。治风湿痹痛、肢体麻木,常与牛膝、杜仲等补肝肾,强筋骨药配伍;治中风后肢体瘫痪,常与黄芪、地龙、红花等配伍,以补气活血通络。③ 鸡血藤药性平和,能治疗出血性贫血和营养不良性贫血,也可用于白细胞减少症,但药力不强。④ 在逍遥散中加入鸡血藤治疗乳房小叶增生可消除乳房胀痛,软化包块。

月季花(月月红)

【性味】 甘,温。

【归经】 归肝经。

【功效】 活血调经,疏肝解郁。

【用法用量】 煎服,3~6 g,或开水泡服。外用适量。

【现代研究】本品所含没食子酸具有较强的抗真菌作用,3%的浓度时对17种真菌有抗菌作用。

【临床应用体会】① 本品甘温通利,善于疏肝解郁,调畅气血而活血调经。用于肝郁血滞之月经不调、痛经、闭经及胸腹胀痛,常与当归、香附、丹参等同用。② 本品有活血消肿之效,用于疮痈肿毒、瘰疬、跌打损伤等证,可单用鲜品捣敷患处,也可配夏枯草、浙贝母、土鳖虫等煎水内服。③ 多服易致腹泻,脾虚便溏、孕妇及月经过多者慎用。

莪术

【性味】辛、苦,温。

【归经】归肝、脾经。

【功效】破血祛瘀,消积散结。

【用法用量】水煎服,6~12 g,醋制后效力加强。

【现代研究】① 挥发油中的莪术醇、莪术双酮不仅有直接的抗癌作用,还可升高白细胞,使宿主特异性免疫功能增强而获得明显的免疫保护效应。② 莪术水提液可抑制血小板聚集,具有抗凝血和抗血栓作用。③ 温莪术挥发油能抑制多种致病菌的生长而有抗炎作用,对胃溃疡有显著的治疗作用。④ 莪术制剂能直接兴奋胃肠平滑肌,可用于气胀性绞痛。

【临床应用体会】① 本品既善破血逐瘀,又擅行气止痛,用于血瘀气滞所致的癥瘕积聚、经闭、心腹刺痛等,常与三棱相须配伍,以增强疗效。治经闭腹痛,腹中有块,与三棱、当归、香附等同用,如莪术散;治疟母痞块,可配柴胡、鳖甲等;治胸痹心痛,则配丹参、川芎等活血止痛药;治体虚而瘀血久留不去者,配黄芪、党参等,以消补兼施。② 用于食积气滞、脘腹胀痛。本品能破气消积止痛,常与青皮、槟榔等配伍,以增强行气消积止痛之功,如莪术丸。③ 本品还可用于跌打损伤、瘀肿疼痛,亦取其化瘀消肿止痛之功。④ 莪术挥发油中有抗癌有效成分,常用于肿瘤肿块一类病症,亦可用治炎性肿块,如克罗恩病之腹块。⑤ 本品易伤正气,破血散瘀作用较强,用时宜慎。

刘寄奴

【性味】苦,温。

【归经】归心、肝、脾经。

【功效】化瘀,通经,止痛,止血,消食化积。

【用法用量】煎服，9～30 g。外用适量，可研末外敷。

【现代研究】本品水煎醇沉液能降低小鼠减压缺氧时的耗氧速度，延长生存时间，增加离体豚鼠冠状动脉流量。

【临床应用体会】① 能消食化积，用于食积不化、脘腹胀痛。可单用煎服，或与山楂、枳壳、白术配伍，以健脾行气消食。② 本品能破瘀通经止痛，用于血瘀经闭、产后瘀阻腹痛，常与桃仁、当归、川芎等配伍，以增强活血调经止痛之效。③ 本品有活血、止痛之功，用于跌打损伤。治跌打损伤、瘀肿疼痛，可单用研末，酒调服，或配延胡索、骨碎补同用，如流伤饮；治创伤出血，可单用鲜品捣烂外敷止血，或与五倍子、茜草同用。

路路通

【性味】辛、苦，平。

【归经】归肝、胃、膀胱经。

【功效】祛风活络，利水，通经下乳。

【用法用量】煎服，5～10 g。外用适量。

【现代研究】本品的甲醇提取物白桦脂酮酸有明显的抗肝细胞毒活性，有一定的保肝作用。

【临床应用体会】① 本品善能祛风湿而通经络，用于肢麻拘挛、跌打损伤，无论寒热虚实皆宜，并常与伸筋草、络石藤、秦艽等祛风湿，通经络药配用；治跌打损伤，无论新伤久瘀皆可，并常与三七、乳香、没药等活血疗伤药同用。② 本品能利水消肿，用于水肿、小便不利，常与猪苓、泽泻、白术等利水渗湿药配伍。③ 本品能通经下乳，用于经闭、乳房胀痛、乳汁不下。治经闭，常与当归、川芎、益母草等活血通经药配用；治乳房胀痛、乳汁不下，常与穿山甲、王不留行等配用。④ 本品还能祛风止痒，用治风疹瘙痒，常与地肤子、刺蒺藜、苦参等祛风止痒药配用，煎汤内服或外洗。⑤ 路路通能"通行十二经"，通气、通血、通水，可疏通气血经络。治脘腹胀痛，效同八月札，宽中药效不如枳壳，对关节肿痛无明显疗效。

四、消导泻下药

山楂

【性味】酸、甘，微温。

【归经】归脾、胃、肝经。

【功效】消食化积,行血散瘀,化浊降脂。

【用法用量】煎服,6～9 g。

【现代研究】山楂所含脂肪酸、解脂酶能促进脂肪消化、降血脂、抗动脉粥样硬化,并增加胃消化酶的分泌,帮助消化,又有利胆、扩张胆管作用。山楂酸等可提高蛋白分解酶的活性;其提取物能扩张冠状动脉,增加冠脉血流量,保护缺血缺氧的心肌;其降低血清胆固醇及甘油三酯,可能是通过提高血清中高密度胆固醇及其亚组分浓度,增加胆固醇的排泄而实现的。另外,能抗血小板聚集、抗氧化、增强免疫、收缩子宫等。

【临床应用体会】① 治各种饮食积滞,为消化油腻肉食积滞之要药。如《简便方》即以单味山楂煎服,治食肉不消。若配莱菔子、神曲等,可加强消食化积之功;若配木香、青皮以行气消滞,治积滞脘腹胀痛。中成药有大山楂丸、保和丸。② 用于血瘀经闭、产后瘀阻,治产后瘀阻腹痛、恶露不尽或痛经、经闭,朱丹溪经验方即单用本品加糖水煎服;亦可与当归、香附、红花同用,如通瘀煎(《景岳全书》)。③ 用于心腹刺痛、胸痹心痛,常与丹参、川芎、桃仁、红花等同用。④ 本品能化浊降脂,单用生山楂或配伍丹参、三七、葛根等,用治高脂血症、冠心病。⑤ 胃酸分泌过多者慎用。生山楂活血作用好,焦山楂消食导滞作用强。

六神曲

【性味】甘、辛,温。

【归经】归脾、胃经。

【功效】消食和胃。

【用法用量】煎服,6～9 g。消食宜炒焦用。

【现代研究】神曲为酵母制剂,因含有多量消化酶、淀粉酶、蛋白酶、脂肪酶和维生素 B 复合体等,故有增进食欲、增进消化功能等作用。

【临床应用体会】① 用治食积停滞、脘腹胀满、食少纳呆、大便不畅,常与山楂、麦芽、木香等同用。又因本品略能解表退热,故尤宜于食滞兼外感表证者。② 一般不大剂量用,消食宜炒焦用,脾虚便溏者不宜用。

麦芽

【性味】甘,平。

【归经】归脾、胃、肝经。

【功效】消食,和胃,回乳。

【用法用量】煎服,消食 9～15 g,回乳炒用 30～60 g。

【现代研究】麦芽煎剂能轻度促进胃酸及胃蛋白酶的分泌,水煎提取的胰淀粉酶可助消化。生麦芽可扩张母鼠乳腺泡及增加乳汁充盈度,炮制后则作用减弱;麦芽具有回乳和催乳的双向作用,其作用关键不在于生用或炒用,而在于剂量的大小,即小剂量催乳,大剂量回乳;麦芽有类似溴隐亭类物质,能抑制泌乳素分泌。有降糖、保肝、预防高脂血症、抗氧化的报道。

【临床应用体会】① 用于脾胃虚弱,食少纳呆、食积不化、脘腹胀满,尤善促进淀粉类食物的消化。主治米、面、薯、芋等积滞,宜炒用,常与山楂、神曲、鸡内金等同用;若治脾虚便溏,常与白术、茯苓、陈皮等益气健脾药同用,如健脾丸(《本草纲目》)。② 治小儿乳食停滞,单用本品煎服或研末服均效。③ 本品有回乳消胀之功,故可用于妇女断乳,或乳汁郁积之乳房胀痛。回乳炒用 30～60 g。④ 肝郁胁痛,本品能疏肝理气解郁,生用治肝气郁滞或肝胃不和,胁肋脘腹不适,常配伍柴胡、香附、郁金等药。⑤ 哺乳期妇女不宜使用。

稻芽

【性味】甘,温。

【归经】归脾、胃经。

【功效】消食开胃,健脾和中。

【用法用量】煎服,9～15 g。

【现代研究】稻芽主要有效成分为淀粉酶,能帮助消化,但本品所含的 α-淀粉酶和 β-淀粉酶量较少,其消化淀粉的功能不及麦芽,还含有蛋白质、脂肪油、麦芽糖、维生素 B、γ-氨基丁酸等。实验表明,谷芽可通过抑制肥大细胞组织胺释放而具有抗过敏活性。

【临床应用体会】① 用于脾胃虚弱,食积不消、腹胀口臭、不饥食少,可消食开胃,健脾和中,且作用和缓,助消化而不伤胃气。主治米、面、薯、芋类食积不化和脾虚食少证,功似麦芽,亦常与麦芽相须为用,以提高疗效。② 生稻芽偏于养胃,用于不饥食少;炒稻芽善消食化积,用于积滞不化。亦可生、炒同用。

莱菔子

【性味】辛、甘,平。

【归经】归肺、脾、胃经。

【功效】消食除胀，降气化痰。

【用法用量】炒用，6～9 g。

【现代研究】莱菔子能增强离体兔回肠节律性收缩和抑制小鼠胃排空，还有祛痰、镇咳、平喘及降低胆固醇，防止动脉硬化等作用。同时本品体外与细菌外毒素混合后有明显的解毒作用，能中和破伤风毒素与白喉毒素。莱菔子提取液，有缓和而持续的降压作用。

【临床应用体会】① 本品味辛行散，消食化积之中尤善行气消胀。治食积气滞所致的脘腹胀满、嗳气吞酸、大便秘结，常与山楂、神曲、陈皮等药同用，如保和丸（《丹溪心法》）；若食积气滞兼脾虚，可加白术、茯苓、半夏以攻补兼施，如大安丸（《丹溪心法》）。莱菔子、山楂均有良好的消食化积之功，但山楂长于消积化滞，主治肉食积滞，而莱菔子尤善消食行气消胀，主治食积气滞证。② 本品既能消食化积，又能降气化痰，用治痰壅气逆、喘咳痰多、胸闷气急，如三子养亲汤。③ 本品辛散耗气，过量使人嘈杂、便溏，故气虚及无食积、痰滞者慎用。④ 不宜与人参同用，但可消除因过食人参引起脘腹胀满的不良反应。⑤ 莱菔子含大量脂肪油，易滑肠通便，故脾虚便溏者不宜使用。⑥ 莱菔子会降低甲状腺功能，故不宜用于甲状腺功能减退症、桥本氏甲状腺炎。

鸡内金

【性味】甘，平。

【归经】归脾、胃、小肠、膀胱经。

【功效】健胃消食，涩精止遗，通淋化石。

【用法用量】煎服，3～9 g；研末服，1.5～3 g。

【现代研究】鸡内金含胃激素、角蛋白、微量胃蛋白酶、淀粉酶、多种维生素与微量元素、氨基酸等。服鸡内金粉剂后，胃液分泌量、酸度和消化力均见提高，胃运动功能明显增强，胃排空速率加快。体外实验显示，能增强胃蛋白酶、胰脂肪酶活性。动物实验显示，可加强膀胱括约肌收缩，减少尿量，提高醒觉。此外，体外试验本品具有抑制肿瘤细胞的作用。

【临床应用体会】① 广泛用于各种食积证、小儿疳积症。本品消食化积作用较强，病情较轻者，单味研末服即有效（《千金方》）；若治食积较重者，常与山楂、麦芽等同用，以增强消食化积之功；用治小儿脾虚疳积，常配伍白术、山药、使君子等药。② 本品可固精缩尿止遗，如《吉林中草药》载以鸡内金单味炒焦研末，温酒送服治遗精；用治遗尿，常与菟丝子、桑螵蛸等同用。③ 本品有化坚消石及通淋之功,用治泌尿系砂淋、石淋或胆石症,常与金钱草、海金砂、虎杖等药同用。④ 消石用生鸡金,消食用炙鸡金,研末服效果优于煎剂。

火麻仁

【性味】甘,平。

【归经】归脾、胃、大肠经。

【功效】润肠通便。

【用法用量】煎服,9～30 g。

【现代研究】含脂肪油约 30%,油中含有大麻酚、植酸,有润滑肠道的作用,同时在肠中遇碱性肠液后产生脂肪酸,刺激肠壁,使蠕动增强,增加排便次数和粪便量,从而有缓泻作用。本品还有一定降压、降脂作用。

【临床应用体会】① 本品甘平,质润多脂,能润肠通便,且又兼有滋养补虚作用。适用于老人、产妇、体弱等津血不足的肠燥便秘。② 本品研碎,可与米杂煮粥服(《肘后方》)。临床亦常与郁李仁、瓜蒌仁、黑芝麻、柏子仁、桃仁、杏仁等润肠通便药同用;或与大黄、厚朴等配伍,以加强通便作用,如麻子仁丸(《伤寒论》)。③ 有小毒,含毒蕈素、胆碱,易引起呕恶、腹泻、肢麻、烦躁,故不宜大剂量长期使用。

郁李仁

【性味】辛、苦、甘,平。

【归经】归脾、大肠、小肠经。

【功效】润肠通便,下气利水。

【用法用量】煎服,9～27 g。

【现代研究】本品含苦杏仁苷、脂肪油、挥发性有机酸、皂苷、植物甾醇等。能促进肠道蠕动和痉挛性收缩,起润滑性泻下作用。并有利尿作用,对实验动物有一定降压作用。

【临床应用体会】① 治疗津枯肠燥,食积气滞,腹胀便秘。本品质润多脂,润肠通便作用类似火麻仁而力较强。常与火麻仁、柏子仁、杏仁等润肠通便药同用,如五仁丸(《世医得效方》),兼可行大肠之气滞。若食积气滞、腹胀便秘,可与枳实、厚朴、莱菔子等药配伍。② 本品能利水消肿,治疗水肿胀满、脚气浮肿、小便不利,可与桑白皮、赤茯苓等利水消肿药同用,如郁李仁汤(《圣济总录》);若脚气肿痛者,可与木瓜、蚕砂等药配伍。③ 泻下力较强,体虚、老人便秘要谨慎使用,孕妇忌用。

大黄

【性味】 苦,寒。

【归经】 归脾、胃、大肠、肝、心经。

【功效】 泻下痛便,清热泻火,凉血行瘀。

【用法用量】 煎服,3～9 g,特殊情况可用至 15～30 g。生大黄后下泻下力最强,久煎则泻下力减弱,酒制大黄泻下力较弱,活血作用较强,用于瘀血证及不宜峻下者。

【现代研究】 ① 大黄有缓泻作用,服药后 6～8 小时排出稀便。主要致泻成分为番泻苷和 4 种大黄酚苷,其次为芦荟大黄素和大黄酸。② 保护胃黏膜,大黄对乙醇所致的胃黏膜损伤有保护作用。③ 促进胰液排泄,并对胰酶的活性有抑制作用。大黄素对胰激肽释放酶、胰蛋白酶、胰脂肪酶均有很强的抑制作用。芦荟大黄素对胰激肽释放酶和胰弹性蛋白酶有较强的抑制作用。这些作用为临床使用大黄治疗胰腺炎提供了实验依据。④ 促进胆汁排泄,能加强胆囊收缩,松弛奥狄氏括约肌,增加胆汁酸的分泌和胆汁流量。⑤ 降低血尿素氮,改善慢性肾衰竭。⑥ 大黄对多种革兰氏阳性菌和阴性菌有抑制作用,对幽门螺杆菌、流感病毒、乙肝病毒和多种致病真菌也有抑制作用。

【临床应用体会】 ① 用于胃肠积滞,大便秘结。治温热病热结便秘、高热不退、神昏谵语,或杂病热结便秘,常配芒硝、厚朴、枳实同用,以增强攻下泄热作用,如大承气汤;治里实热结而兼气血虚,配人参、当归等补气养血药共同,如黄龙汤;若脾阳不足,冷积便秘,配附子、干姜等温里药同用,如温脾汤;若湿热痢疾初起,腹痛里急后重,常与黄连、木香等同用,以清除肠道湿热积滞,通因通用,如芍药汤;若食积泻痢,大便不爽,常与青皮、槟榔等同用,共奏行气消滞攻下作用,如木香槟榔丸。② 用于血热妄行之出血证及火邪上炎之目赤、咽痛、牙龈肿痛等证。本品能泻血分实热,有凉血止血之功。治血热妄行之吐血、衄血、咯血,常与黄连、黄芩等清热药同用,如泻心汤;治火邪上炎目赤、咽痛、口舌生疮,常与黄芩、栀子、连翘等同用,以增强清热泻火,解毒消肿作用。现代用大黄粉内服,治疗上消化道出血有良效。③ 用于热毒疮疡、丹毒及烧烫伤。本品既能清热解毒,又可使热毒下泄。治疮痈、丹毒初起,红肿疼痛,常与连翘、白芷、紫花地丁等同用,以增强解毒消疮之功;治瘀热壅滞之肠痈,常与丹皮、桃仁等同用,以增强活血消痈之效,如大黄牡丹汤。④ 用于瘀血诸证。本品有活血祛瘀作用,治蓄血证,瘀热结聚下焦,少腹急结或硬满者,常配桃仁、芒硝等同用,以增强活血散结之效,如桃核承气汤、抵当汤;治妇女经闭、月经不调及产后瘀滞腹痛,常与当归、芍药、益母草等活血调经药同用;治跌打损伤、瘀肿疼痛,可与桃红、红花、穿山甲等活血药同用,如复元活血汤。⑤ 本品能清泄湿热。治湿热黄疸,常与茵陈、栀子等清热利湿退黄药同用,如茵陈蒿汤;治湿热淋证,常配木通、车前子等利尿通淋药同用,如八正散。⑥ 治疗急慢性单纯性胆囊炎、胰腺炎,清热解毒合用泻下通便有较好的疗效,如大柴胡汤。⑦ 慢性肾衰竭、氮质血症,内服或灌肠,能取一时之效,不宜久用以免伤正气。⑧ 现代用大黄粉、白及粉、三七粉内服,治疗上消化道出血有良效。⑨ 大黄水煎服会有腹痛反应和腹泻,长期服用会发生大肠黑变病、性功能减退。⑩ 大黄含鞣质和蒽醌,不宜和抗生素、维生素、强心苷、酶制剂同用。

芦荟

【性味】 苦,寒。

【归经】 归肝、大肠经。

【功效】 泻下,通便,凉肝,杀虫。

【用法用量】 煎服,2~5 g。

【现代研究】 ① 在所有的大黄苷类泻药中,芦荟的刺激性最强,在泻下的同时伴有显著的腹痛和盆腔充血,严重时可引起肾炎。芦荟的主要作用部位在大肠,对小肠无促进蠕动作用。② 对人工创伤鼠背,芦荟有促进愈合作用,芦荟浆汁制剂对皮肤创伤、烧伤以及 X 线局部照射均有保护作用。③ 芦荟提取物对肉瘤 S180 和艾氏腹水癌有抑制作用。芦荟水浸剂试管内对多种皮肤真菌有不同程度的抑制作用。

【临床应用体会】 ① 用于热结便秘。本品有泻下通便作用,兼可清肝火。治热结便秘,兼见心肝火旺、烦躁失眠者较为适宜。通便效果虽好,但会引起腹痛,且容易耐药。不宜长期或大剂量使用,有肝、肾毒性,严重会引起肾炎。② 本品有清泄肝火作用。治肝经火盛之便秘溲赤、烦躁易怒、头晕头痛、惊痫抽搐等证,常配当归、青黛、龙胆草等,如当归龙荟丸。亦可用治肝炎、胆囊炎、带状疱疹等。

芒硝

【性味】 咸、苦,寒。

【归经】归胃、大肠经。

【功效】泻下,软坚,清热。

【用法用量】内服,3~9 g,冲入药汁内或开水溶化服。外用适量。芒硝为精制品,玄明粉为纯制品,朴硝含杂质较多,皮硝为粗制品,供外用。

【现代研究】① 芒硝为渗透性泻剂,给药后短时间内不促进肠道推进功能,但可引起肠管内液体积存增多,肠管扩张,而具有泻下作用。芒硝 3 g/kg 与大黄 1 g/kg 作用相当。② 芒硝与大黄、枳实、厚朴同用,能显著兴奋肠道蠕动功能,显著增加肠腔容积和推进能力,因而具有显著的泻下作用。③ 大承气汤可使家兔肠套叠全部回纳,肠扭转回复。④ 大承气汤具有显著的抗炎作用,能抑制中、重症腹膜炎的渗出,并能促进吸收。

【临床应用体会】① 对一般的习惯性便秘很少使用玄明粉,只有在用了大黄等各种通便药无效时再加用玄明粉。本品有良好的泻热通便、润下软坚、荡涤胃肠作用。治大便燥结、腹满胀痛等症,常与大黄相须为用,如大承气汤、调胃承气汤;若邪热与水饮互结,心下至少腹硬满而痛者,可与大黄、甘遂同用,以增强泻热逐水之效,如大陷胸汤。② 本品外用有清热解毒消肿作用,用于咽喉肿痛、口疮,可与冰片、硼砂等解毒疗疮药研末吹患处,如冰硼散、西瓜霜;用于乳痈初起、肠痈、丹毒、皮肤疮痈等,可用本品配冰片外敷。③ 本品外敷尚可回乳。

五、养阴药

北沙参

【性味】甘、微苦,凉。

【归经】归肺、胃经。

【功效】养阴清肺,益胃生津。

【用法用量】煎服,6~12 g。

【现代研究】① 北沙参多糖对应激性和药物性胃溃疡有保护和抑制作用,能使胃酸和胃蛋白酶明显降低。② 北沙参多糖对细胞免疫和体液免疫有抑制作用。③ 北沙参乙醇提取物对急性肝损伤有保护作用。香豆素及聚炔类具有抗菌、抗真菌、镇静、镇痛作用。④ 北沙参水提取液对多种癌细胞具有抑制作用。

【临床应用体会】① 广泛应用于肺阴虚的肺热燥咳、干咳少痰,或痨嗽久咳、咽干音哑等病症,能养肺阴而清燥热,如用于肺间质性炎症、支气管炎、化疗后、干燥综合征。② 应用于胃阴虚或热伤胃阴,津液不足的口渴咽干、胃脘隐痛、嘈杂干呕、舌干苔少等,有养胃阴,清胃热之功,如慢性胃炎、溃疡病、慢性肝病。③ 不宜与黎芦同用。脾虚湿滞,大便溏薄者不宜用。

南沙参

【性味】 甘,微寒。

【归经】 归肺、胃经。

【功效】 养阴,清肺,化痰。

【用法用量】 煎服,9～15 g。

【现代研究】 ① 南沙参多糖具有免疫调节、抗辐射、延缓衰老、清除自由基、保肝等多种药理作用。② 南沙参乙醇提取物和乙酸乙酯提取物有镇咳祛痰作用。③ 南沙参水提取物具有抗炎作用,南沙参水提取物和多糖具有免疫调节作用。

【临床应用体会】 ① 南沙参用于肺热咳嗽有痰,既可化有形之痰,亦用于无形之痰,配知母、贝母,为清润之法。② 用于肾气不纳,肺气失降之证,南沙参配灵磁石,为清降之法。③ 用于肺金虚不能制肝木,肝气犯胃,食滞中焦之证,南沙参配郁金,为清化之法。④ 用于肝血虚少,肝阳浮越窜络所致痛证,南沙参配首乌藤,为清养之法。⑤ 用于冲任不固,虚热内扰之证,南沙参配生地黄,为清补之法。

麦冬

【性味】 甘、微苦,微寒。

【归经】 归心、肺、胃经。

【功效】 养阴生津,清心润肺。

【用法用量】 煎服,6～12 g。

【现代研究】 ① 麦冬能增强网状内皮系统吞噬能力,升高外周白细胞。② 麦冬多糖能促进体液免疫及细胞免疫,诱发多种细胞因子,并能促进胰岛功能而有降糖作用。③ 麦冬水煎液有镇静、催眠作用,麦冬多糖有抗疲劳作用。④ 麦冬注射液能提高动物心肌收缩力和心脏泵功能。

【临床应用体会】 ① 用于肺燥干咳,阴虚劳嗽,喉痹咽痛。② 用于胃阴不足,津伤口渴,内热消渴,肠燥便秘。③ 用于心阴虚及温病热扰心营,心烦失眠。④ 用于慢性咽炎,合玄参、桔梗、西青果等。⑤ 脾胃虚弱大便溏薄者不宜用。

天冬

【性味】甘、苦,寒。

【归经】归肺、肾经。

【功效】滋阴壮水,清热润燥。

【用法用量】煎服,6～12 g。

【现代研究】① 天冬酰胺有镇咳、祛痰、平喘作用。天冬提取物有降糖作用。② 天门冬素有保护胃黏膜的作用,天冬黏液质有促进唾液腺、胃肠腺体分泌的作用。③ 天冬水煎液、乙醇提取物和多糖成分均有延缓衰老,抑制脂质过氧化,提高自由基代谢相关酶活性作用。其水煎液有增强体液、细胞免疫和抗肿瘤作用。④ 天冬还具有抗菌作用。

【临床应用体会】① 用于肺燥干咳、顿咳痰黏、支气管扩张咯血。② 用于肾阴亏虚,腰膝酸痛,骨蒸潮热。③ 用于内热消渴,热病伤津,咽干口渴,肠燥便秘。④ 用于冠心病、心肌炎等引起的心律失常、心动过速、早搏。⑤ 脾胃虚寒、食少便溏及外感风寒咳嗽者忌服。

西洋参

【性味】甘、微苦,凉。

【归经】归心、肺、肾经。

【功效】养阴益气,清热生津。

【用法用量】煎服,3～6 g。

【现代研究】现代生物医学技术研究证明,西洋参有抗氧化、抗疲劳、延缓衰老、降低血糖、抗休克和提高免疫力等多种功效,为临床常用贵重药物之一。

【临床应用体会】① 气阴两脱证:本品具有与人参相似的益气救脱功效,而药力较逊,因其药性偏凉,兼能清热养阴生津,故适用于热病或大汗、大吐、大泻、大失血后等,耗伤元气及阴津所致的神疲乏力、气短息促、汗出不止、心烦口渴、尿少赤涩、大便干结、舌燥、无苔、脉细数无力等气阴两脱证,血压偏低者,常与麦冬、五味子等药同用。② 气虚阴亏,虚热烦倦,咳喘痰血:本品长于补肺气,兼能养肺阴,清肺热,适用于火热耗伤肺之气阴所致的短气喘促、咳嗽痰少,或痰中带血等症,可与玉竹、麦冬、川贝母等药同用。本品亦能补心气,兼养心阴,可用于心之气阴两虚的心悸心痛、失眠多梦,宜与炙甘草、麦冬、生地黄等药同用。本品还略能益脾气,兼养脾阴,又可用于脾之气阴两虚,纳呆食滞、口渴思饮,可与太子参、山药、神曲等药同用。③ 气虚津伤,口燥咽干,内热消渴:本品既能补气,又能生津,还能清热,适用于热伤气津所致的身热汗多、口渴心烦、体倦少气、脉虚数等症,常与西瓜翠衣、竹叶、麦冬等品同用,如清暑益气汤(《温热经纬》)。若用治消渴病气阴两伤之证,可配伍黄芪、山药、天花粉等益气养阴生津之品。

④ 西洋参书本上记载性凉,但临床观察并不能清热,而且服用时间长或剂量大也会上火。其所含人参皂苷是药性温的基础,而所含黏液质能养阴生津,类似生地黄、麦冬,这是其药性偏凉的基础,而且西洋参在国内移栽的品种由于土壤、气候等不同,药性有所变化,实际效果是偏温性的,但没有白参、生晒参性温。故作为预防保健,每日量不宜太大,从 2～3 片泡服开始,一旦有咽痛、牙痛、口腔溃疡等上火症状立即停服。

石斛

【性味】 甘,微寒。

【归经】 归胃、肾经。

【功效】 养胃生津,滋阴清热。

【用法用量】 煎服,6～12 g;鲜品,15～30 g。

【现代研究】 ① 石斛水煎液能促进胃酸分泌和胃蛋白酶排出量,石斛可兴奋肠管,调节胃肠功能。② 石斛能提高应激能力,具有良好的抗疲劳、耐缺氧作用。③ 石斛还具有降血糖、抗氧化作用。

【临床应用体会】 ① 鲜石斛含丰富的黏液质,能促进唾液分泌而具有滋阴生津的功能,对于热病后、糖尿病、甲状腺功能亢进引起的口干,较其他养阴药效好。② 川石斛具有滋养肝阴的作用,是治疗各种肝胆病的要药,可用于治疗肝炎、胆囊炎、胆石症等肝胆疾病。③ 石斛能够滋养阴液,阴液能够润滑关节,从而达到强筋健骨、流利关节、增强抗风湿的效果。

玉竹

【性味】 甘,微寒。

【归经】 归肺、胃经。

【功效】 养阴润燥,生津止渴。

【用法用量】 煎服,6～12 g。

【现代研究】 ① 玉竹能降低血糖,降低血清糖化血红蛋白组分。② 玉竹多糖能增强巨噬细胞吞噬能力,提高免疫功能。③ 玉竹有降血脂,缓解动脉粥样斑块形成,使外周血管和冠脉扩张,对动物血压有短暂的降低作用。

【临床应用体会】① 本品能养肺阴清肺热,用于肺阴不足,燥热咳嗽。② 本品能养胃阴,清胃热,用于胃阴不足,咽干口渴,内热消渴。③ 本品养阴而不滋腻恋邪,用于阴虚外感,可与疏散解表药配伍。④ 玉竹含多量黏液质能使唾液、胃液、肠液分泌增多,能改善口干、软化大便。⑤ 胃肠湿滞、大便稀薄者不宜使用。

玄参

【性味】甘、苦、咸,微寒。

【归经】归肺、胃、肾经。

【功效】清热凉血,滋阴降火,解毒散结。

【用法用量】煎服,9～15 g。

【现代研究】① 玄参对诸多细菌有一定抑制作用,对多种炎症反应均有抑制作用。② 玄参还具有扩张管状动脉、降压、保肝、增强免疫、抗氧化等作用。

【临床应用体会】① 本品既能清热凉血,又能泻火解毒,可用于热入营血,温毒发斑。② 本品能清热生津,滋阴润燥,可用于热病伤阴、舌绛烦渴、津伤便秘、骨蒸劳嗽。③ 本品既能泻火解毒,又能滋阴降火,可用于目赤肿痛、咽喉肿痛、白喉、痈肿疮毒。

生地黄

【性味】甘,寒。

【归经】归心、肝、肾经。

【功效】清热凉血,养阴生津。

【用法用量】煎服,9～15 g。

【现代研究】① 有抗炎、抗过敏、杀灭真菌作用。② 抗肿瘤作用,地黄的抗肿瘤作用与增加免疫功能有关,地黄具有促进机体淋巴母细胞转化、增加 T 淋巴细胞数量的作用,并能增强网状内皮系统的吞噬功能,特别对免疫功能低下者作用更加明显。

【临床应用体会】用于热病舌绛烦渴、阴虚内热、骨蒸劳热、内热消渴、吐血衄血、发斑发疹。

女贞子

【性味】甘、苦,凉。

【归经】归肝、肾经。

【功效】滋补肝肾,明目乌发。

【用法用量】煎服,6～12 g,酒制后可增强补肝肾作用。

【现代研究】① 女贞子煎剂、女贞子素等均具有良好的降血糖、降血脂、抗血小板聚集、抗血栓形成作用。② 女贞子能改善雌激素缺乏所引起的钙失衡状态,还具有保肝和免疫调节作用。③ 女贞子中的化学成分中齐墩果酸具有广谱抗菌作用,对金黄色葡萄球菌、溶血性链球菌等多种细菌都有抑制作用。

【临床应用体会】① 治肝肾阴虚所致眩晕耳鸣、腰膝酸软、须发早白、目暗不明、内热消渴、骨蒸潮热,常与墨旱莲配伍(二至丸)。② 治阴虚有热、目微红羞明、眼珠作痛者,宜与生地黄、天冬、山药等滋补肝肾之阴及清热之品同用。③ 阴虚有热之潮热心烦者,宜与生地黄、知母、地骨皮等养阴清虚热之品同用。

墨旱莲

【性味】甘、酸,寒。

【归经】归肝、肾经。

【功效】补益肝肾,凉血止血。

【用法用量】煎服,6～12 g,外用适量。

【现代研究】本品能缩短凝血酶原时间,升高血小板和纤维蛋白原,提高机体非特异性免疫功能,消除氧自由基,保肝,促进肝细胞再生,增加冠状动脉流量,并有抗炎、镇痛、促进毛发生长、乌发、止血、抗菌、抗阿米巴原虫、抗癌等作用。

【临床应用体会】① 常用于肝肾阴虚所致牙齿松动、须发早白、眩晕耳鸣、腰膝酸软等。② 常用本品熬膏服,如墨莲膏,或与滋补肝肾之女贞子同用,如二至丸,或配伍何首乌、桑椹、枸杞子等,如首乌延寿丹。③ 本品长于补益肝肾之阴,又能凉血止血,常用于阴虚血热的吐血、牙龈出血、尿血、血痢、崩漏下血,可单用或与生地黄、阿胶等滋阴止血之品同用。此外,鲜品捣敷或干品研敷,可止外伤出血。

枸杞子

【性味】甘,平。

【归经】归肝、肾经。

【功效】滋补肝肾,益精明目。

【用法用量】煎服,6～12 g。

【现代研究】① 枸杞子能显著提高机体的非特异性免疫功能,枸杞多糖能提高巨噬细胞的吞噬能力,对细胞免疫功能和体液免疫功能均具有调节作用。② 枸杞子还有抗氧化、延缓衰老、降血脂、降血糖、抗肿瘤、抗辐射、降血压作用。③ 枸杞子渗出液对金黄色葡萄球菌等 17 种细菌有较强抑制作用。

【临床应用体会】① 本品甘平,入肝、肾经,长于滋肾精,补肝血,为平补肾精肝血之品,主治肝肾阴虚,精血不足所致腰膝酸软、眩晕耳鸣、阳痿遗精、内热消渴、血虚萎黄、目昏不明等症,可单用熬膏服,如枸杞膏。② 治须发早白,与怀牛膝、菟丝子、何首乌等配伍,如七宝美髯丹。③ 治肝肾阴虚或精血亏虚之两目干涩、内障目昏,常与熟地黄、山茱萸、菊花等药同用,如杞菊地黄丸。

六、温阳药

附子

【性味】辛,热。

【归经】归心、肾、脾经,生用有毒。

【功效】回阳救逆,温补脾肾,散寒止痛。

【用法用量】煎服,3～15 g,宜先煎 0.5～1 h。

【现代研究】① 熟附片有明显的强心作用,煎煮愈久,强心作用愈显著,毒性愈低,其强心作用与其所含去甲乌药碱有密切关系。② 有抗心肌缺血缺氧的作用,能增加心率、抗心律失常。③ 所含乌头碱类生物碱有显著的抗炎作用,对大鼠甲醛性和蛋清性关节肿有明显的消炎作用,且有中枢性镇痛和镇静作用。④ 具有抑制凝血功能和抗血栓的作用。⑤ 对垂体-肾上腺皮质系统有兴奋作用。

【临床应用体会】① 本品辛甘温煦,有峻补元阳,益火消阴之效。本品能上助心阳,中温脾阳,下补肾阳,为“回阳救逆第一药”。② 治久病体虚,阳气衰微,阴寒内盛;或大汗、大吐、大泻所致亡阳证,多与干姜、甘草同用,以回阳救逆,如四逆汤。③ 治久病气虚欲脱,或出血过多,气随血脱者,每配人参用,如参附汤。④ 治肾阳不足,命门火衰所致阳痿宫冷、腰膝冷痛、夜尿频多,常与肉桂、山茱萸、熟地黄等同用,如右归丸、金匮肾气丸。⑤ 治脾肾阳虚的脘腹冷痛、大便溏泻,常与党参、白术、干姜同用,如附子理中汤。⑥ 治阳虚感寒,可配麻黄、细辛,如麻黄附子细辛汤。⑦ 用于寒痹证。本品辛散温通,有较强的散寒止痛作用。

凡风寒湿痹周身骨节疼痛者,每多用之,尤善治寒痹痛剧者,多与桂枝、白术、甘草同用。⑧ 附子所含乌头碱是有毒性的,中毒时可见心率变慢、传导阻滞、室性期外收缩或室性心动过速、室性纤维颤动,严重时出现抽搐、昏迷以致死亡。以常规剂量为宜,不宜大剂量使用。⑨ 附子应用适应证:形寒肢冷、慢性心衰、心动过缓、下肢浮肿、血压偏低、休克,甲状腺、性腺、肾上腺等内分泌功能明显减退,慢性关节冷痛,长期居住阴暗潮湿寒冷环境中、腰腿酸软冷痛、大便稀溏、舌淡、脉沉细弱者。

干姜

【性味】 辛,热。

【归经】 归脾、胃、心、肺经。

【功效】 温中散寒,回阳通脉,温肺化饮。

【用法用量】 煎服,3～9 g,炮姜 3～5 g。

【现代研究】 ① 干姜的乙醇提取液能直接兴奋心脏,对血管运动中枢有兴奋作用。② 干姜有止呕、镇静、镇痛、健胃、止咳等作用。

【临床应用体会】 ① 本品辛热燥烈,入脾胃而长于温中散寒,健运脾阳。治胃寒呕吐、脘腹冷痛,每配高良姜,如二姜丸;治脾胃虚寒、脘腹冷痛、呕吐泄泻,每与党参、白术等同用,如理中丸。② 本品能回阳通脉,故可用治心肾阳虚,阴寒内盛所致之亡阳厥逆、脉微欲绝者,每与附子相须为用,如四逆汤。有"附子无干姜不热"之说。③ 本品能温肺化饮,用于寒饮咳喘、形寒背冷、痰多清稀之证,常与细辛、五味子、麻黄等同用,如小青龙汤。④ 长期或大剂量服用会有明显的内热,如大便干结、目糊、口疮、毛囊炎。

肉桂

【性味】 辛、甘,热。

【归经】 归脾、肾、心、肝经。

【功效】 温中助阳,散寒止痛。

【用法用量】 煎服,3～6 g,宜后下,或研末冲服,每次 1～3 g。

【现代研究】 ① 本品有扩张血管,促进血循环,增加冠脉及脑血流量,使血管阻力下降等作用。在体外,其甲醇提取物及桂皮醛有抗血小板凝集、抗凝血酶作用。② 桂皮油、桂皮醛、肉桂酸钠具有镇静、镇痛、解热、抗惊厥等作用。③ 桂皮油对胃黏膜有缓和的刺激作用,并通过刺激嗅觉反射性地促进胃肠运动,使消化道分泌增加,增强消化功能,排除消化道积气,缓解胃肠痉挛性疼痛,有较强的愈合溃疡作用。④ 桂皮油对革兰氏阳性及阴性菌有抑制作用。桂皮的乙醚、醇及水浸出液对多种致病性真菌有一定的抑制作用。

【临床应用体会】① 常用治肾阳不足,命门火衰的阳痿宫冷、腰膝冷痛、夜尿频多、滑精遗尿等,多与附子、熟地黄、山萸肉等同用,如肾气丸、右归饮。若治下元虚衰,虚阳上浮的面赤、虚喘、汗出、心悸、失眠、脉微弱,可用本品以引火归源,常与山茱萸、五味子、人参、牡蛎等同用。② 用于浅表萎缩性胃炎,见胃脘冷痛、食欲不良属脾胃虚寒者。③ 治脾肾阳虚的腹痛便溏,喜温喜按,常与附子、人参、干姜等同用,如桂附理中丸。④ 治寒疝腹痛,多与吴茱萸、小茴香等同用。⑤ 本品辛散温通,能通行气血经脉,散寒止痛。治风寒湿痹,尤治寒痹腰痛,多与独活、桑寄生、杜仲等同用,如独活寄生汤。⑥ 治胸阳不振,寒邪内侵的胸痹心痛,可与附子、薤白、瓜蒌等同用。⑦ 本品辛行温通力强,温经通脉功胜,可用治冲任虚寒,寒凝血滞的闭经、痛经等证,可与当归、川芎、小茴香等同用,如少腹逐瘀汤。⑧ 久病体虚气血不足者,在补气益血方中,适加肉桂,能鼓舞气血生长。

吴茱萸

【性味】辛、苦,热,有小毒。

【归经】归肝、脾、胃、肾经。

【功效】温中止痛,和胃止呕。

【用法用量】煎服,1.5～5 g。外用适量。

【现代研究】① 本品水煎剂能对抗胃痉挛性收缩,抑制胃运动,有止痛、止吐作用。② 吴茱萸与吴茱萸汤能抑制小鼠实验性和应激性胃溃疡的形成,降低大鼠胃酸分泌和降低胃液酸度。③ 其煎剂能双向调节家兔小肠活动,低浓度时兴奋,高浓度时抑制。④ 用其煎剂给犬灌胃,有明显的降压作用,但当与甘草配伍时,其降压作用消失,其降压作用主要是扩张外周血管所致,且与组织胺释放有关。⑤ 本品能延长血小板聚集时间,抑制血小板血栓及纤维蛋白血栓形成。⑥ 本品煎剂、吴茱萸次碱和脱氢吴茱萸胺对家兔离体及在体子宫有兴奋作用,能增强子宫的收缩。

【临床应用体会】① 治疗胃炎和溃疡引起的胃痛、泛吐酸水,与黄连同用为辛开苦降的左金丸,一寒一热,寒为主、热为辅,吴茱萸反佐黄连。黄连的剂量是吴茱萸的6倍。② 本品有温中散寒,降逆止呕之功。治中焦虚寒之脘腹冷痛、恶心呕吐,常与人参、生姜、大枣等同用,如吴茱萸汤;治外寒内侵,胃失和降之呕吐,可与半夏、陈皮、生姜等同用。③ 本品能温脾益肾,助阳止泻,为治脾肾阳虚,五更泄泻之常用药,多与补骨脂、肉豆蔻、五味子等同用,如四神丸。④ 本品辛散解肝气之郁滞,性热又散肝经之寒邪,为治肝寒气滞诸痛之要药,治寒疝腹痛,常与小茴香、川楝子、木香等配伍。⑤ 治冲任虚寒,瘀血阻滞之痛经,可与桂枝、当归、川芎等同用,如温经汤。⑥ 以本品为末醋调敷足心(涌泉穴),可治口疮,亦用以辅助降血压治疗。⑦ 本品辛热燥烈,有小毒,易耗气动火,有导致咽干咽痛、目赤肿痛的副作用,故不宜剂量过大和久服。

肉豆蔻

【性味】辛,温。

【归经】归脾、胃、大肠经。

【功效】涩肠止泻,温中行气。

【用法用量】煎服,3～9 g,须煨熟去油用。不宜大量使用。

【现代研究】① 肉豆蔻所含挥发油具芳香健胃作用,少量可促进胃液分泌,增强食欲,大剂量对胃肠有抑制作用。② 肉豆蔻油和肉豆蔻醚具有显著的麻醉作用。③ 肉豆蔻醚对正常人体有致幻作用。

【临床应用体会】① 肉豆蔻,又名肉果,用于脾肾虚寒久泻,常与肉桂、党参、白术、诃子等同用,以温中健脾,涩肠止泻。② 治脾肾阳虚,老年人五更泄泻者,可与补骨脂、五味子、吴茱萸同用,如四神丸。③ 本品辛香温燥,有温中、行气、止痛作用,用于胃寒气滞、脘腹胀痛、食少呕吐等证,常与木香、干姜、半夏等同用。④ 肉豆蔻有毒性,长期服用会引起肝功能异常。

高良姜

【性味】辛,热。

【归经】归脾、胃经。

【功效】温中散寒,理气止痛。

【用法用量】煎服,3～6 g。不宜大剂量使用。

【现代研究】① 高良姜水提物能明显对抗应激性溃疡,促进胃液分泌。② 本品能调节胃肠功能,有类似阿托品样的作用,还有明显的利胆作用。其抗炎镇痛作用可能与抑制前列腺素合成的释放有关。③ 本品煎剂对炭疽杆菌、白喉杆菌、溶血性链球菌、枯草杆菌、肺炎球菌、金黄色葡萄球菌、人型结核杆菌等皆有不同程度的抑制作用。

【临床应用体会】① 本品辛散温通,善散寒止痛,为治胃寒脘腹冷痛之常用药,每与炮姜相须为用,如二姜丸。若治胃寒肝郁,脘腹胀痛,则多与香附合用,以疏肝解郁,散寒止痛,如良附丸。② 本品有温散寒邪,和胃止呕之功,用于胃寒呕吐证,可与半夏、生姜等同用;若治虚寒便溏,则可与党参、茯苓、白术等同用。③ 高良姜与黄芩或蒲公英配合也是一种辛开苦降法,它们剂量的比例也可仿照(3～6):1(黄芩或蒲公英 9～18 g,高良姜 3 g),治疗胆汁反流性胃炎、溃疡病。④ 高良姜无毒,但剂量过大也有胃热内火的反应。

七、补气药

人参

【性味】野山人参味甘,平;生晒参味甘,温;红参味甘,热。根据生长年份,25 年以上是野山人参,10 年以上为林下山参,5 年以上为圆参。根据产地,有吉林人参、高丽参、东洋参、韩国红参、别直参。根据炮制,有白参、生晒参、白糖参、红参等。

【归经】归心、肺、脾、胃经。

【功效】大补元气,补脾益肺。

【用法用量】煎服,3～5 g;用于急重症,剂量可酌增为 10～30 g;研末吞服,每次 0.5～2 g(野山人参粉)。

【现代研究】① 人参皂苷能增强消化、吸收功能,提高胃蛋白酶活性,保护胃肠细胞,改善脾虚症状。② 人参具有调节中枢神经兴奋与抑制过程的平衡,增强免疫功能、抗肿瘤、抗辐射、抗应激、降血脂、降血糖和抗利尿作用。

【临床应用体会】① 用于气虚欲脱,脉微欲绝的危重症候。本品善大补元气,有救危扶脱之良效。无论因于大失血、大吐泻或久病、大病所致之气脱危候,均可单用本品浓煎服,即独参汤。② 如兼见四肢厥冷,阳气衰微者,可配附子以益气回阳,即参附汤(现代制剂有参附注射液)。③ 若兼见汗多口渴,气阴两伤者,可配伍麦冬、五味子以益气敛阴(生脉散,现有生脉注射剂)。④ 本品入肺经,益肺气,为补肺要药。用于老年慢性支气管炎、肺气肿、肺功能衰退,见肺气虚弱的短气喘促、懒言声微、脉虚自汗等症,可配伍黄芪、五味子等;若喘促日久,属肺肾两虚,常与胡桃肉、蛤蚧等补益肺肾药同用,有补益肺肾,纳气平喘之效(人参胡桃汤、人参蛤蚧散)。⑤ 本品入脾经,能补脾调中,鼓舞脾气,助生化之源,为补脾要药。用于脾气不足的倦怠乏力、食少便溏等症,常配伍白术、茯苓、甘草等益气健脾药(四君子汤),脾阳不足配干姜(理中汤)。⑥ 本品使气旺津生,以达益气生津止渴之效,用于热病后气津两伤之身热口渴及消渴等证。治身热汗多、口渴脉虚,常配石膏、知母等,以清热益气,生津止渴(白虎加人参汤);治热伤气阴之口渴多汗、气虚脉弱,每配麦冬、五味子,以益气生津(生脉散);治消渴证,可与天花粉、生地黄、葛根、麦冬、五味子等同用,以增强益气生津止渴之效(玉泉丸)。⑦ 本品能大补元气而有安神益智之效,用于气血亏虚的心悸、失眠、健忘等症。可单用,亦可配伍当归、龙眼肉、酸枣仁等养血安神药(归脾丸)。⑧ 一般中老年人体质虚弱、形寒肢冷、心悸气短、血压偏低,辨证为阳气不足,心肾虚弱者,可在医生指导下少量长服人参,作为保健用药。⑨ 反藜芦,畏五灵脂,不宜与莱菔子同用,不宜同时吃白萝卜或喝茶,以免影响药效。孕妇及肝功能异常者,不宜用;14 岁以下儿童,不宜用,易导致性早熟;阴虚内热、感冒、支气管扩张咯血、高血压、遗精早泄、自身免疫性病、胃炎和溃疡活动期均不宜使用。

党参

【性味】 甘,微温。

【归经】 归肺、脾经。

【功效】 补中益气,健脾益肺。

【用法用量】 煎服,9～30 g。

【现代研究】 ① 本品有调节免疫作用,具有抗疲劳、抗寒冷、抗缺氧、抗辐射、延缓衰老等作用,可提高机体适应性。② 党参煎剂能升高血糖,除去党参多糖则无升糖作用。③ 有强心作用,能改善微循环、抗心肌缺血、增强心室收缩力。④ 有调节肠道运动、抑制胃酸、愈合溃疡、保护胃黏膜作用。⑤ 能使红细胞数量和血红蛋白明显增加,但使白细胞数量减少。⑥ 党参煎剂能改善小鼠记忆障碍,增进记忆过程,提高记忆能力。⑦ 党参总皂苷有抗血小板聚集、抗凝血作用。

【临床应用体会】 ① 本品不燥不腻,为常用的补中益气药,用于中气不足的食少便溏、四肢倦怠等证,多与白术、茯苓、甘草等补气健脾药同用。② 本品有补益肺气之效,用于肺气亏虚的气短喘咳、言语无力、声音低弱等证,可配伍黄芪、五味子等药,如补肺汤。③ 本品既能益气,又能生津,用于热伤气津、气短口渴之证,常配伍麦冬、五味子,以增强益气生津止渴之效,如生脉饮。④ 本品有补气养血的功效,用于气血两亏的面色萎黄、头晕心悸等证,常与熟地黄、当归等补血药同用,如八珍汤。⑤ 治疗心脾气虚的失眠,如归脾汤。⑥ 本品力较平和,不腻不燥,入脾、肺经,既补中气,又善益肺气,为治脾肺气虚证最常用之品。气能生血,气旺津生,故又具养血生津之效,亦治血虚津亏之证。⑦ 对体虚外感或邪实正虚之证,也可随证配解表药、泻下药同用,以扶正祛邪。⑧ 气滞、肝火盛者忌用;邪盛而正不虚者,不宜应用;肝功能异常者不宜用。⑨ 人参属五加科,党参属桔梗科,人参和党参古代不分,至清代才有区分,党参性偏温,以治疗慢性胃肠道疾病为主,补气力不及人参;人参性热,以补肾强心为主;但在调理五脏虚证时,党参往往可以代替人参使用。

太子参(孩儿参)

【性味】 甘、微苦,平。

【归经】 归肺、脾经。

【功效】 益气生津。

【用法用量】 煎服,6～30 g。

【现代研究】 本品对淋巴细胞增殖有明显的刺激作用,有一定的抗缺氧、延缓衰老作用,对吸烟引起的损害具有较强的保护作用。本品配丹参、葶苈子、车前子各 30 g,水煎服,对辅助治疗充血性心力衰竭有良好的疗效。

【临床应用体会】 太子参属石竹科,并非人参的小枝。① 本品有益脾气,养胃阴之效,但药力较缓,为补气药中的一味清补之品。故常用治脾气虚弱,胃阴不足而又不受峻补者,常配山药、石斛等药,以益气健脾,养胃生津。② 用于气虚津伤的肺虚燥咳及心悸不眠、虚热汗多。治气虚肺燥咳嗽,配伍北沙参、麦冬、贝母等,以益气生津,润肺止咳;治气阴两虚的心悸不眠、多汗,配酸枣仁、五味子等,以益气养心,敛阴止汗。③ 本品既能益气,又能养阴,味甘性平,为清补之品,适用于脾肺亏虚,气阴不足之轻证,尤宜于热病后气阴不足,症情较轻微的患者。④ 太子参补气药力不及党参、人参,适宜儿童服用。

黄芪

【性味】 甘,温。

【归经】 归肺、脾经。

【功效】 补中益气,升阳固表,利水消肿,托毒生肌。

【用法用量】 煎服,9～15 g;大剂量可用至 30～60 g。补中益气宜蜜炙用,其他多生用。

【现代研究】① 黄芪能增强免疫功能,增强机体抵抗力,延缓衰老,抗应激。② 黄芪有强心、抗心肌缺血、扩张冠状动脉、增加冠脉流量、显著保护心肌的作用。③ 黄芪皂苷有扩张血管和降压的效果。④ 黄芪苷和黄芪多糖能保肝、降酶。⑤ 黄芪能改善肾功能,减少尿蛋白,煎剂有利尿作用。⑥ 黄芪建中汤对大鼠胃溃疡有显著的保护作用,能减少胃酸分泌,降低胃蛋白酶活性,使血清胃泌素明显下降,还能调节胃肠功能。⑦ 黄芪煎剂对流感病毒等有一定的抑制作用,还有抑制胃癌细胞增生的作用。

【临床应用体会】① 本品既补中益气,又善升阳举陷,为补气升阳之要药,用于脾胃气虚及中气下陷诸证。治脾虚气短、食少便溏、倦怠乏力等,常配白术以补气健脾,即芪术膏;若气虚较甚,则配人参以增强补气作用,即参芪膏;若中焦虚寒,腹痛拘急,常配桂枝、白芍、甘草等,如黄芪建中汤;若气虚阳弱,体倦汗多,常配附子,以益气温阳固表,即芪附汤;治久泻脱肛、内脏下垂,常配人参、升麻、柴胡等,以培中举陷,如补中益气汤。② 本品能补肺气,益卫气以固表止汗,用于肺气虚及表虚自汗、气虚外感诸证。治肺气虚弱、咳喘气短,常配紫菀、五味子等;治表虚卫阳不固的自汗,且易外感,常配白术、防风,即玉屏风散,既可固表以止自汗,又能实卫而御外邪;尚可用治阴虚引起的盗汗,但须与生地黄、黄柏等滋阴降火药同用,如当归六黄汤。③ 本品有补气利尿消肿之功,用于气虚水湿失运的浮肿、小便不利。常与防己、白术等同用,如防己黄芪汤。现代以黄芪为主,配伍补脾肾,利水湿之品,治疗慢性肾炎浮肿、尿蛋白长期不消,亦颇为有效。④ 本品有良好的补气而托毒生肌之效,用于气血不足,疮疡内陷的脓成不溃或溃久不敛。治脓成不溃,常配当归、穿山甲、皂角刺等,以托毒排脓,如透脓散;治久溃不敛,可配当归、人参、肉桂等,以生肌敛疮,如十全大补丸。⑤ 本品能补气以生血,用于气虚血亏的面色萎黄、神倦脉虚等,常与当归同用,即当归补血汤。⑥ 本品能补气摄血,用于气虚不能摄血的便血、崩漏等,常与人参、龙眼肉、当归等同用,如归脾丸。⑦ 本品能补气以行滞通痹,用于气虚血滞不行的关节痹痛、肢体麻木或半身不遂等,常与羌活、防风等祛风湿药或当归、红花、地龙等活血通络药同用,如蠲痹汤、补阳还五汤。⑧ 黄芪可用于气虚和气阴两虚的高血压患者,肝阳上亢、阴虚火旺的高血压患者不适宜使用。⑨ 本品能补气生津以止渴,用于气虚津亏的消渴证,与生地黄、麦冬、天花粉等养阴生津药同用,如黄芪汤。单用熬膏服亦效。⑩ 凡表实邪盛,内有积滞,阴虚阳亢,疮疡阳证、实证等均忌用。黄芪过量服用可引起皮疹、瘙痒等过敏反应,重者甚至出现过敏性休克。对自身免疫性疾病亦需慎用。

刺五加

【性味】 辛、苦，温。

【归经】 归脾、肾、心经。

【功效】 益气补肾强腰，养心安神，化痰平喘。

【用法用量】 煎服，9～18 g。

【现代研究】 ① 刺五加水提物和总苷具有抗疲劳作用，增强免疫功能，促进核酸和蛋白合成。② 刺五加多糖具有诱生干扰素的作用。③ 刺五加浸膏有明显的升高白细胞作用，对放化疗引起的骨髓抑制有明显的保护作用。④ 刺五加有类似人参样的作用，能调节中枢神经兴奋与抑制，调节内分泌，还具有抗氧化、抗辐射、抗肿瘤、抗菌、抗病毒等作用。

【临床应用体会】 ① 刺五加有类似人参样的作用，可以常服增强体质，有益健康，如刺五加片。② 用于心脾气虚证，治心悸胸闷、体倦乏力、食欲减弱、失眠多梦者，单用浸酒服即效，若与何首乌同用，养血安神之力更强，如五加首乌片。③ 本品有益肾强腰的功效，治肾虚之腰膝酸软、体虚乏力者，如五加参精。④ 热证、实证忌用。

黄精

【性味】 甘，平。

【归经】 归脾、肺、肾经。

【功效】 补脾益气，滋肾润肺。

【用法用量】 煎服，9～18 g。生用有毒，需炮制后用。

【现代研究】 ① 黄精煎剂能促进动物的细胞免疫功能，对白细胞下降有明显的升高作用，有抗疲劳、抗氧化、延缓衰老作用。② 黄精提取物具有抑制肝糖酵解的功能，使血糖先升后降，先升与其含糖分有关，后降与其所含之糖苷有关。③ 可增加冠脉流量、抗心肌缺血、增强心肌收缩力。④ 有显著抑制结核杆菌、抗病毒和多种真菌的作用。

【临床应用体会】 ① 中老年人、亚健康者长期服用，可以保健、延缓衰老。② 黄精有滋肾阴，润肺燥之效，用于肺燥干咳少痰、阴虚劳嗽久咳等。治阴虚肺燥咳嗽，可配沙参、川贝母、知母等；治劳嗽久咳，可配地黄、天冬、百部等。③ 黄精既能养阴，又益脾气，用于脾胃虚弱证。若脾胃气虚而倦怠乏力、食欲不振、脉象虚软者，可与党参、白术等补气健脾药同用；如脾胃阴虚而致口干食少、饮食无味、舌红无苔者，可与石斛、麦冬、山药等益胃生津药同用。④ 黄精治疗虚证，有填精髓之效,用于肾虚精亏的头晕、腰膝酸软、须发早白及消渴等。治肾虚精亏,常配枸杞子等,如二精丸;治消渴,常配生地黄、黄芪、麦冬等益气养阴药。⑤ 可治疗放化疗后白细胞减少。⑥ 本品较滋腻,脾虚有湿者不宜应用。

白术

【性味】 苦、甘,温。

【归经】 归脾、胃经。

【功效】 健脾和中,燥湿利水,安胎。

【用法用量】 煎服,6～15 g。燥湿利水宜生用,益气健脾宜炒用,健脾止泻宜炒焦用。

【现代研究】 ① 本品煎剂有强壮作用,白术多糖能增强免疫功能。② 可调节胃肠蠕动,白术提取物对大鼠胃液分泌和胃蛋白酶活性均有抑制作用,白术对肠管的双向调节作用与调节自主神经功能有关。③ 白术具有保肝、利胆、利尿、抗凝血等作用,白术挥发油有抗肿瘤作用。④ 白术提取物对小鼠子宫兴奋性收缩有明显的抑制作用。⑤ 以本品大剂量(30～60 g)治肝硬化腹水;配泽泻、薏苡仁水煎服,治梅尼埃病等有较好疗效。

【临床应用体会】 ① 本品能和中益气,健运脾胃,为治脾虚诸证之要药,用于脾胃气虚,运化无力的食少便溏、脘腹胀满、肢软神疲等证。治脾气虚弱之食少神疲,常配人参、茯苓、炙甘草等,即四君子汤;治脾胃虚寒之腹满泄泻,常配人参、干姜、炙甘草等,即理中汤;治脾虚而有积滞之脘腹痞满,常配枳实以消补兼施,即枳术丸。② 本品既可补气健脾,又能燥湿利水,为治痰饮、水肿之良药。治痰饮,用于脾虚失运,水湿内停之痰饮、水肿、小便不利等,常配桂枝、茯苓、甘草,即苓桂术甘汤,以温脾化饮;治水肿,常配茯苓、泽泻、猪苓等,以健脾利湿,如四苓散。③ 用于脾虚气弱,肌表不固之自汗,可配黄芪、防风等,以益气固汗,即玉屏风散。④ 本品有补气健脾而安胎之功,用于脾虚气弱,胎动不安之证。如有内热者,可配黄芩,以清热安胎;若兼气滞胸腹胀满者,可配苏梗、砂仁、陈皮等,以理气安胎;而兼胎气不固,腰酸腹痛者,又多以杜仲、续断、菟丝子等合用,以补肝肾,固冲任而安胎。⑤ 白术有燥湿利水作用,因此阴虚内热或津液亏耗燥渴者慎用。白术有补气健脾作用,因此气滞胀闷者慎用,或配伍理气药同用。

山药

【性味】 甘,平。

【归经】归脾、肺、肾经。

【功效】补脾胃,益肺肾。

【用法用量】煎服,9～30 g,大剂量 60～250 g。补阴生津宜生用,健脾止泻宜炒用。

【现代研究】① 山药煎剂有降血糖,缓解肠管平滑肌痉挛,增强雄性激素样作用。② 山药多糖能增强免疫功能,有延缓衰老作用。

【临床应用体会】① 山药既补脾气,又益脾阴,且性兼涩而止泻,用于脾胃虚弱证。故凡脾虚食少、体倦便溏、消化不良的泄泻及妇女带下等,皆可应用。常配人参(或党参)、白术、茯苓等同用,如参苓白术散。② 山药既补脾肺之气,又益肺肾之阴,并能固涩肾精,用于肺肾虚弱证。治肺虚咳喘,或肺肾两虚久咳久喘,常配人参、麦冬、五味子等,以补肾益肺纳气;治肾虚不固的遗精、尿频等,常配熟地黄、山茱萸、菟丝子等,以益肾固精止遗,如无比山药丸;治肾虚不固,带下清稀,多配伍熟地黄、山萸肉、五味子等补肾固涩药;脾虚有湿的带下清稀,绵绵不止,则配伍党参、白术、车前子等健脾利湿药;若带下发黄而有湿热者,又当配黄柏、椿皮等清热燥湿药。③ 山药有益气养阴,生津止渴之效,用于阴虚内热,口渴多饮,小便频数的消渴证,常配黄芪、知母、五味子等益气生津药,如玉液汤。④ 山药为药食两用的良药,《本草纲目》将其列为上品药材,可平补阴阳,既滋养后天之本,又补养先天之肾气。

八、补血药

当归

【性味】甘、辛、苦,温。

【归经】归肝、心、脾经。

【功效】补血活血,调经止痛。

【用法用量】煎服,6～12 g。

【现代研究】① 当归及其阿魏酸钠有抑制血小板聚集和明显抗血栓作用。② 对小鼠造血干细胞有促进增殖分化作用,可显著促进骨髓和脾细胞造血功能的恢复。③ 当归多糖能显著增强机体的体液免疫功能,增强巨噬细胞的作用,对 T 细胞有较强的活化作用。④ 当归含有兴奋和抑制子宫平滑肌的两种成分,当归挥发油能抑制子宫收缩,当归非挥发性充分水煎剂能兴奋子宫平滑肌。⑤ 当归膏可增加冠脉流量,减轻心肌损伤;阿魏酸有明显抗心律失常和抗心肌缺血作用。⑥ 当归水煎剂有明显的抗氧化、抗辐射、清除自由基、保肝、抗肿瘤等作用。

【临床应用体会】① 当归既能补血,又能活血,使气血各有所归,其调经为妇人要药。凡妇女月经不调、痛经、血虚闭经、面色萎黄、衰弱贫血、产后瘀血等,都可以用当归治疗,常与熟地黄、白芍、川芎、桃仁、红花等同用。② 当归是常用药,特别适合贫血患者,能显著促进机体造血功能,升高红细胞、白细胞和血红蛋白含量,常与黄芪、熟地黄、制首乌、枸杞子等同用。③ 当归可用于血虚脏燥便秘,常与肉苁蓉、火麻仁、桃仁、桑椹子等同用。④ 以往有当归头止血、当归尾破血、当归身和血之说,现药房供应的多是全当归的通货,止血用当归炭。⑤ 胃黏膜糜烂、大便溏稀者不宜使用。

熟地黄

【性味】甘,微温。

【归经】归肝、肾经。

【功效】补肝肾,益精血。

【用法用量】煎服,9~18 g。

【现代研究】① 本品水煎液能促进失血性贫血小鼠红细胞、血红蛋白的恢复,有刺激骨髓增加红细胞、血红蛋白、白细胞和血小板的作用。② 地黄煎剂具有抗地塞米松对垂体-肾上腺皮质系统的抑制作用,并能促进肾上腺皮质激素的合成,对性腺功能也有促进作用。③ 熟地黄能抑制胃酸、抑制胃溃疡的发生。④ 其醇提物能增强免疫功能,促进血凝和强心。⑤ 本品还有防治骨质疏松,调节免疫,延缓衰老,改善肾功能,降低肾性高血压的作用。

【临床应用体会】① 熟地黄可以滋阴补肾,治疗肝肾阴虚,腰膝酸软等症状,常与山药、山茱萸等同用(六味地黄汤)。② 熟地黄有助于降低血压,促收缩压和舒张压的降低。③ 熟地黄能够防止细胞过早老化,加强细胞的运作能力,进而延缓衰老。④ 熟地黄甘温质润,是一种养血补虚的药材,治疗血虚萎黄、眩晕、心悸、失眠、月经不调、崩中漏下等,常与当归、白芍、川芎同用。是冬令进补,制膏方必用之药。⑤ 熟地黄性滋腻,胃纳不馨、消化不良者需配合豆蔻、山楂等消导药同用。

白芍

【性味】苦、酸,凉。

【归经】归肝、脾经。

【功效】柔肝养血,敛阴和营,缓中止痛。

【用法用量】煎服,6～30 g。

【现代研究】① 本品水煎剂能增强巨噬细胞的吞噬功能,芍药酸性多糖和中性多糖有激活网状内皮系统的功能。② 具有增强应激能力和抗菌、抗病毒作用。芍药苷具有显著的抗炎作用,对大鼠蛋清性急性炎症水肿有明显抑制作用,对棉球肉芽肿有抑制增生作用,可使处于低下状态的细胞免疫功能恢复正常。③ 芍药苷对肠平滑肌具有显著的解痉作用,对醋酸引起的扭体反应有明显镇痛作用。④ 本品还具有保肝、镇静、抗痉、抗疲劳、抗氧化等作用。

【临床应用体会】① 可以养血调经,对月经不调、痛经、崩中漏下等病症有治疗作用,常与黄芪、白术、熟地黄、当归等药同用。② 缓中止痛,治疗胃肠道急慢性炎症、溃疡引起的胀痛,与木香、延胡索、甘草同用。③ 敛阴止汗,治疗表虚自汗。④ 治疗肝阳上亢,肝阴不足引起的心悸、失眠、眩晕、视物昏花、胁痛、腹痛等病症,常与生地黄、牛膝、生龙骨、石决明、珍珠母等药同用。⑤ 阳衰虚寒之证不宜用,胃酸过多者也不宜使用。

阿胶(驴皮胶)

【性味】甘,温。

【归经】归肺、肝、肾经。

【功效】补血止血,滋阴润燥。

【用法用量】9～15 g,烊化冲服。

【现代研究】① 阿胶有强大的补血作用,能促进造血干细胞,对红细胞、血红蛋白、白细胞、血小板均有非常显著的增加作用。② 阿胶有促进人体淋巴细胞转化的作用,能提高巨噬细胞吞噬功能,提高体液免疫。③ 阿胶所含甘氨酸能促进钙的吸收,使血钙浓度轻度增高。④ 本品还可提高血浆白蛋白,有耐缺氧、耐寒冷、耐疲劳、抗辐射和抗休克等作用。

【临床应用体会】① 补血止血:阿胶富含大量铁元素,且易被人体吸收、利用,其补血作用远远优于其他铁剂,可治疗缺铁性贫血、营养不良性贫血、再生障碍性贫血、放化疗后的白细胞减少症、血小板减少症等。由于阿胶还具有止血作用,因此常辅助治疗消化道出血、支气管扩张咯血、月经过多、先兆流产、溃疡性结肠炎便血等。② 养肾固精:阿胶富含大量蛋白质以及多种氨基酸成分,也有丰富的微量元素和维生素,有助于肾脏的保养,有助改善男性精血亏虚导致的阳痿、早泄等性功能障碍。③ 阿胶以山东东阿县用阿井之水煎熬者为地道药材，质地细腻光洁、无异味者为上品。放置时间越长，温性越减，保管得当，陈阿胶不霉、不蛀、不变质。④ 阿胶中的个别蛋白能引起过敏，故荨麻疹、过敏性皮炎和高敏状态的人慎用。⑤ 阴虚内热患者服之容易上火，出现牙龈肿痛、咽痛、口角疱疹、大便干结等症。⑥ 阿胶药性黏腻，胃炎胃痛、食欲不佳、慢性支气管炎痰多、尿酸增高、肾功能受损者不宜使用。

何首乌

【性味】 苦、甘、涩，微温。

【归经】 归肝、心、肾经。

【功效】 补肝肾，益精血。

【用法用量】 制何首乌 6～12 g，煎服。

【现代研究】 ① 首乌能增强细胞免疫，抑制体液免疫，促进和诱生干扰素，促进造血功能。② 能降低胆固醇，预防动脉硬化。③ 有扩张血管、增加冠脉流量、抗心肌缺血作用。④ 有延缓衰老、抗氧化、抗菌、通便、促进毛发生长作用。

【临床应用体会】 ① 制首乌具有补益精血的功效，可用于肝肾不足、精血亏虚、肾虚无子、腰膝酸软的治疗，常与当归、枸杞子、菟丝子、杜仲、熟地黄等药同用。② 可用于贫血、白细胞减少症、高脂血症、动脉粥样硬化，治疗脱发、白发、斑秃。③ 生首乌具有润肠通便的功效，可用于肠燥便秘的治疗，常与肉苁蓉、当归、火麻仁等药同用。④ 近年来有报道使用何首乌有肝功能损伤出现，当慎用。长期使用注意定期检查肝功能。

桑椹子

【性味】 甘、酸，寒。

【归经】 归肺、肝、肾、大肠经。

【功效】 补肝益肾，生津润肠，乌发明目，止渴解毒，养颜。

【用法用量】 煎服，9～15 g。

【现代研究】 ① 桑椹中的脂肪酸具有分解脂肪，降低血脂，防止血管硬化等作用。② 桑椹含有多种维生素，尤其是含有丰富的磷和铁，能使头发漆黑亮丽。③ 桑椹有改善皮肤（包括头皮）血液供应，营养肌肤，使皮肤白嫩及乌发等作用，并能延缓衰老。④ 桑椹具有免疫促进作用，可增加脾脏的重量，增强非特异免疫功能，对体液免疫有增加作用，对 T 细胞介导的免疫功能有显著的促进作用。

⑤ 具有抗乙型肝炎病毒的作用。⑥ 桑椹可防止人体动脉硬化、骨骼关节硬化，促进新陈代谢，可以促进血红细胞的生长，防止白细胞减少，对治疗糖尿病、贫血、高血压、高血脂、冠心病、神经衰弱等病症具有辅助功效。

【临床应用体会】① 桑椹能治疗肝肾不足和血虚精亏的头晕目眩、腰酸耳鸣、须发早白、脱发、失眠多梦、自汗、盗汗、津伤口渴、消渴、阴虚潮热、血虚肠燥便秘等症。② 常食桑椹可以明目，缓解眼睛疲劳干涩症状。③ 桑椹具有生津止渴，促进消化等作用，适量食用能促进胃液分泌，刺激肠蠕动，有助排便。

九、补肾药

肉苁蓉

【性味】甘、咸，温。

【归经】归肾、大肠经。

【功效】补肾益精，润肠通便。

【用法用量】6～12 g，入煎剂。

【现代研究】① 肉苁蓉具有增强雌激素和雄激素作用，还具有促肾上腺皮质功能的作用。② 肉苁蓉水提物可增强肠蠕动，有通便作用；黏液质可促进肠液分泌。故肉苁蓉具有比较缓和的润肠通便功效。③ 肉苁蓉可调整肝脏超微结构，促进蛋白质合成而有保肝作用。④ 肉苁蓉和肉苁蓉多糖能增强小鼠的细胞免疫和体液免疫，并有抗氧化、延缓衰老、抗疲劳作用。

【临床应用体会】① 补肾助阳：用于中老年人肾阳不足、肾精亏虚之性功能减退及妇女不孕等证，可与补骨脂、菟丝子、蛇床子、巴戟天、沙苑子、山萸肉等同用。若治疗神经衰弱，见有精神不振、腰膝酸软、健忘耳聋等肾虚症状者，可与五味子、枸杞子、黄精、续断、杜仲等同用；若治疗阳痿早泄，可与锁阳、巴戟天、山萸肉等同用；若治疗小便频数、夜尿多，可与覆盆子、桑螵蛸、金樱子等同用。② 润肠通便：用于老年人体虚肠燥便秘者，可与火麻仁、黑芝麻、当归、熟地黄配用。③ 治疗老年性白内障（中成药障眼明）。④ 阴虚火旺，大便泄泻者忌用。肠胃有实热之大便秘结者，亦不宜用。儿童不宜用，避免性早熟。

补骨脂(破故纸)

【性味】辛、苦，温。

【归经】归肾、脾、大肠经。

【功效】补阳,暖肾,固精,温脾。

【用法用量】6~12 g,入煎剂。

【现代研究】① 补骨脂乙素有强心和扩张冠状动脉,增加冠脉血流量的作用。② 补骨脂中多种成分有抗肿瘤作用。③ 补骨脂有促进皮肤色素增生的作用,可以治疗白癜风、斑秃等疾病。④ 补骨脂有增强机体免疫功能,促进粒细胞的生长、促进白细胞生成作用。⑤ 有较明显的抗早孕作用及较弱的雌激素样作用,证实了古代补骨脂能堕胎的记载。⑥ 补骨脂能使小鼠缩短出血时间,减少出血量。

【临床应用体会】① 补肾助阳:用于肾虚阳痿、滑精早泄,可与菟丝子、巴戟天、仙茅、淫羊藿、山萸肉同用;用于肾虚腰膝冷痛,可与杜仲、续断、巴戟天同用。② 固精缩尿:用于遗尿、尿频,可与桑螵蛸、覆盆子、益智仁等同用。③ 温脾止泻:用于脾肾阳虚、五更泄泻,可与肉豆蔻、五味子、吴茱萸同用,如四神丸;若单纯脾虚泄泻、完谷不化,可单用本品炒研末,每次 2 g 冲服。④ 用于肾虚带下清稀、腰膝酸软、头晕目眩,可与芡实、金樱子、杜仲、川断等同用。⑤ 治疗白细胞减少症。⑥ 补骨脂能引起光敏感,故可治疗白癜风、银屑病、白斑,但不宜用于光敏性皮炎、红斑性狼疮。⑦ 补骨脂药性温燥,易伤阴液,故阴虚有火及大便燥结者忌用。

巴戟天

【性味】甘、辛,微温。

【归经】归肾、肝经。

【功效】补肾壮阳,强筋健骨。

【用法用量】6~12 g,入煎剂,或入丸散,或泡酒,或熬膏内服。

【现代研究】① 巴戟天具有增加小鼠体重,升高白细胞数量及抗疲劳作用。② 巴戟天具有促进肾上腺皮质激素、皮质醇分泌作用,及抗应激反应的作用。③ 对猫和大鼠有显著的降压作用,但维持时间短。④ 能促进卵巢排卵和黄体生成,并维持黄体功能。⑤ 具有增强记忆、抗抑郁作用。

【临床应用体会】① 补肾壮阳,用于男子肾阳虚衰阳痿、女子宫冷不孕、经寒不调,可与熟地黄、肉桂、补骨脂、菟丝子同用;治尿频、尿失禁者,可与覆盆子、山药、益智仁等同用。② 强筋骨,逐寒湿,用于腰膝风湿疼痛、肌肉萎缩无力,可与杜仲、川牛膝、川断、山萸肉等同用。③ 提高雌激素,近代二仙汤(仙茅、淫羊藿、巴戟天、知母、黄柏、当归)治疗女性更年期高血压有较好疗效。④ 阴虚火旺者忌用。

菟丝子

【性味】 辛、甘,微温。

【归经】 归肝、肾经。

【功效】 补肾固精,补肝明目。

【用法用量】 9～15 g,入煎剂,或入丸散。

【现代研究】 ① 对小鼠阳虚模型有治疗作用。② 菟丝子能提高体液免疫功能,有延缓衰老作用。③ 能抑制肠运动,兴奋离体子宫。④ 菟丝子能延缓大鼠半乳糖性白内障的发展,有抗白内障作用。

【临床应用体会】 ① 补肾益精,用于肾虚,症见阳痿、遗精、耳鸣、腰膝酸痛、小便频数等,可与枸杞子、覆盆子、五味子、补骨脂、杜仲等同用。② 养肝明目,用于肝肾不足之老年白内障,症见视力减退、目暗、目眩等,可与地黄、枸杞子、桑椹子、女贞子、石斛等同用。③ 固肾保胎,对于肝肾不足、胎元不固之胎动不安、胎漏、习惯性流产,可配杜仲、川断、黄芪、地黄等药同用。菟丝子为临床治疗男女不孕不育症的常用药,如五子衍宗丸。④ 菟丝子药性平和,可作为老年人补益之品,以增强免疫、延缓衰老、增进健康、延年益寿,但大剂量久服会影响脾胃运化。

淫羊藿

【性味】 辛、甘,温。

【归经】 归肝、肾经。

【功效】 补肾壮阳,祛风除湿,强筋健骨。

【用法用量】 6～9 g,入煎剂,或泡酒喝,或入丸散。饮片用叶子,质地轻,故一般剂量不宜过大。

【现代研究】 ① 淫羊藿提取物给雄性小鼠注射,能增加前列腺、贮精囊及提肛肌的重量;犬灌服淫羊藿可促进精液分泌,证明该品具有雄性激素样作用。② 淫羊藿煎剂和总苷对多种动物有增加冠脉流量、脑血流量及降压作用。③ 淫羊藿煎剂有降脂、降糖和抗凝血作用,有利于预防血栓形成。④ 淫羊藿鲜品粗提物有中枢性镇咳、祛痰、平喘,增加动物耐缺氧能力的作用。⑤ 淫羊藿尚有抗菌、抗病毒作用。

【临床应用体会】 ① 补肾壮阳,用于肾阳虚衰,症见男子阳痿、腰膝无力、小便不禁及妇女不孕等证,可单用本品 30 g 泡米酒 500 mL,每次 5 mL,每日 3 次,或与其他补肾药同用。如治疗肾虚不育,可与锁阳、蛇床子等为基础方,男子加党参、巴戟天、胡芦巴,女子加熟地黄、当归、川芎、白芍等;若治疗抑制型神经衰弱,症见困倦无力、记忆力减退者,可与枸杞子、沙苑子、五味子、山萸肉同用。② 祛风除湿,用于风湿及类风湿关节炎,可与黄芪、当归、羌活、秦艽等同用。③ 用于阴阳两虚型高血压,可与仙茅、巴戟天、黄柏、知母等补阳滋阴药同用,如二仙汤。④ 本品燥烈,易伤阴助火,阴虚火旺、五心烦热、梦遗者忌用。

杜仲

【性味】 甘,温。

【归经】 归肝、肾经。

【功效】 补益肝肾,强筋健骨。

【用法用量】 6～12 g,大量可用至 30 g,入煎剂,或泡酒。

【现代研究】 ① 杜仲能够促进成骨细胞增殖与成骨分化,加速骨愈合,有抗骨质疏松作用。② 对细胞免疫功能有双相调节和抗氧化作用,可增强免疫力,促进肿瘤细胞凋亡。③ 杜仲多糖具有良好的调节血糖、血脂代谢功能。④ 在降压作用方面,炒用优于生用,水煎强于酒泡。⑤ 杜仲水煎剂对狗和大鼠有抑制中枢神经作用,并有显著的镇痛作用。⑥ 杜仲对大鼠和兔的离体子宫有抑制作用,可使子宫松弛。

【临床应用体会】 ① 补肝肾,强筋骨,用于肝肾不足,症见腰膝酸痛、筋骨无力者,可与川断、牛膝、熟地黄、山萸肉同用;用于肾虚阳痿早泄,可与淫羊藿、仙茅、锁阳等同用;用于尿频遗尿,可与覆盆子、桑螵蛸、金樱子等同用;用于各种慢性腰痛,可与桑寄生、川断、狗脊等同用;用于妇女经期腰痛,可与当归、菟丝子、川断等同用。② 固经安胎,用于妊娠胎动不安或有习惯性流产,可与白术、川断、血余炭等同用。③ 用于高血压病而有肾虚见症者,可与桑寄生、牛膝、夏枯草等同用。④ 对慢性肾炎,与续断、落得打、接骨木、岗稔根同用,短期可改善腰酸腰痛,长期有减少尿蛋白作用。

续断

【性味】 辛、甘,微温。

【归经】 归肝、肾经。

【功效】 补肝肾,调血脉,续筋骨。

【用法用量】 9～15 g,入煎剂,或入丸散。

【现代研究】① 经小白鼠和鸡试验,证明续断有免疫增强作用和抗维生素 E 缺乏的作用。② 有促进组织再生和止痛的作用,能促进骨损伤愈合。③ 增强免疫调节,抗氧化及延缓衰老。④ 预防早产、流产。

【临床应用体会】① 补肝益肾,活络止痛,用于肝肾不足,血脉不利,症见腰膝酸痛、足膝无力,可与杜仲、牛膝、桑寄生等同用;用于风湿痹痛,可与羌活、独活、薏苡仁、木瓜等同用。② 川断又名接骨草,可续筋骨,疗折伤,有促进骨质新生的作用,用于跌打损伤、挫伤、扭伤及闭合性骨折,可与骨碎补、参三七、接骨木等同用。③ 炒川断是保胎的重要中药。

骨碎补

【性味】苦,温。

【归经】归肝、肾经。

【功效】补肾强骨,疗伤止痛。

【用法用量】6～12 g,入煎剂,或入丸散。外用捣烂或晒干研末外敷,也可泡酒擦患处。

【现代研究】① 骨碎补能促进骨损伤愈合,促进骨对钙的吸收,提高血钙和血磷水平,刺激骨关节软骨细胞代偿性增生。② 骨碎补双氢黄酮苷有强心作用,能使兔心肌收缩力增强、心律规整,并对心肌细胞有起搏作用。③ 骨碎补提取物能降低血清胆固醇和血清甘油三酯,降低血小板聚集,防止动脉粥样硬化斑块的形成。④ 骨碎补水煎剂能减轻抗生素对耳、肾的毒性,对肾脏有保护作用。

【临床应用体会】① 补肾壮骨固齿,用于肾虚腰痛,可与杜仲、川断等同用;用于肾虚耳鸣耳聋,可与熟地黄、山萸肉、何首乌等同用;用于寒湿和虚火齿浮龈痛,可单用炒黑研末擦齿,或与地骨皮、知母、黄柏同用。② 活血续筋,疗伤止痛,用于筋骨折伤(如肌肉韧带损伤、闭合性骨折等),可配活血祛瘀药内服,亦可单用或配血竭、乳香、没药、土鳖虫、自然铜研末外敷;用于斑秃,可与熟地黄、山萸肉、当归、防风等同用,也可泡酒擦患处;用于鸡眼、疣,《中药大辞典》载有治鸡眼之功,临床疗效很好,可水煎外洗。③ 外用消风祛斑。④ 实火牙痛、咽痛、便秘者忌用,阴虚内热及无瘀血者慎用。

益智仁

【性味】辛,温。

【归经】归脾、肾经。

【功效】补肾固精,温脾缩尿,摄涎止唾。

【用法用量】3～9 g,入煎剂,或入丸散。

【现代研究】① 神经保护:能够显著降低小鼠皮质神经元细胞的凋亡,提高细胞生存能力,有抗氧化、延缓衰老作用。② 益智仁丙酮提物对大鼠的胃损伤有明显的抑制作用。③ 抗炎、抗过敏作用:益智仁水提物对非特异性过敏性疾病的治疗有一定帮助。④ 强心作用:甲醇提取物对豚鼠左心房具有强大的正性肌力作用。

【临床应用体会】① 温脾止泻,摄涎唾,用于慢性肠炎属虚寒泄泻,症见腹中冷痛、大便溏稀、不欲食、口淡、流清水,可与党参、白术、干姜、砂仁等同用;用于脾胃虚寒性呕吐,见饮食稍多即吐、时作时止、反复发作,多伴有气短懒言、体倦乏力,可与良姜、半夏、陈皮、茯苓等同用;用于腹中冷痛,中焦虚寒而出现腹部绵绵作痛,时作时止,喜暖喜按,遇寒则甚,遇暖则减,气短懒言,形寒肢冷者,可与干姜、人参、白术、炙甘草或附子同用;用于流涎,涎出于脾而溢于胃,脾阳虚,胃失和,不能摄涎,流出口外,可与人参、白术、半夏、干姜同用。② 益智仁补肾固精,缩小便,用于滑精早泄,肾气不固者,兼有腰膝酸软、形寒肢冷、健忘、头晕等症,可与菟丝子、桑螵蛸、补骨脂、山药等药同用;治遗尿、尿频,可与覆盆子、金樱子、桑螵蛸等药同用;治疗慢性尿路综合征,能改善尿频尿急症状;用于尿浊,即乳糜尿,可与萆薢、石菖蒲、土茯苓等药同用。③ 益智仁属温燥之品,易于伤阴助火,故阴虚火旺及湿热者忌用。

山茱萸(枣皮)

【性味】酸、涩,微温。

【归经】归肝、肾经。

【功效】补益肝肾,涩精缩尿。

【用法用量】6～12 g,入煎剂,或入丸散。

【现代研究】① 调节免疫反应的作用:可激活自然杀伤细胞和巨噬细胞系统,刺激分泌白细胞介素-1、肿瘤坏死因子和干扰素,又抑制白细胞介素-2的产生。② 抗炎作用:山茱萸多糖对疼痛反应有显著的镇痛作用,对急性、慢性炎症反应有明显的抑制作用,对毛细血管通透性有抑制作用。山茱萸提取液对细菌和部分酵母的抑菌效果显著,其抗炎机制可能与兴奋垂体-肾上腺皮质系统功能有关。③ 降血糖作用:研究证实山茱萸醇提取物对肾上腺素或四氧嘧啶诱发的糖尿病大鼠有明显的降糖作用。④ 小鼠饮服山茱萸水煎剂,连续 60 日,能明显增加其血红蛋白的含量；对化疗、放疗引起的白细胞减少有升高作用。⑤ 可增强心肌收缩力和心脏泵血功能，能抗心律失常。⑥ 有增强体力、抗缺氧、抗氧化、降血脂、抗动脉硬化、抑制血小板聚集作用。

【临床应用体会】 ① 山茱萸是六味地黄汤主要药物之一，是中老年人和亚健康人群的常用补药。凡属肝肾不足，阴血亏虚均可应用。② 补益肝肾，涩精缩尿，用于肝肾不足，症见阳痿、遗精、腰酸、带下清稀、眩晕、目暗、耳鸣耳聋、小便频数者，常与淫羊藿、菟丝子、桑螵蛸、当归等同用。③ 敛汗固脱，用于大汗欲脱，或久病虚脱，可与人参、生地黄、白芍、煅龙骨、煅牡蛎、甘草等同用，如来复汤。④ 身体强盛、命门火炽、膀胱热结、小便涩痛、大便干结、素有湿热者忌用。因其味酸，故胃酸过多者慎用。

第四章

医案医话篇

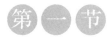

第 一 节

临 床 验 案

胃痞案 1

徐某,女,52 岁。

[初诊] 2022 年 12 月 6 日。

主诉:反复胃胀伴大便不成形 3 年余,加重 2 周。

现病史:患者近 3 年反复餐后胃胀,情绪焦虑时加重,偶有嗳气,嗳气则舒,时有咽部异物感,大便不成形,饮食不当或情绪不畅时便稀加重,曾服促胃动力、保护胃黏膜药,病情时有反复。刻下:胃胀,无明显反酸,无胃痛,无烧心嘈杂,无头晕头痛,无口干口苦,无恶心呕吐,无发热、鼻塞流涕,纳一般,大便不成形,饮食不当或情绪不畅时便稀加重,偶有肠鸣及下腹冷感,夜寐欠佳,舌淡红,舌体偏胖,苔薄白,脉细弦。

既往史:高血压病史 2 年,目前口服降压药,血压控制可。

辅助检查:2021 年 11 月 3 日胃镜示慢性浅表萎缩性胃炎。病理示胃窦部慢性炎症(+)。肠镜未见明显异常。呼气试验(-)。

西医诊断:慢性浅表性胃炎,肠易激综合征。

中医诊断:胃痞病。

证候诊断:肝郁脾虚证。

治法:疏肝健脾。

处方:紫苏梗 9 g,炒白术 9 g,白茯苓 18 g,木香 6 g,炮姜 3 g,制半夏 6 g,陈皮 6 g,淮小麦 27 g,茯神 30 g,甘草 3 g,炒山药 18 g,炒薏苡仁 18 g,柴胡 9 g,白芍 9 g,7 剂。每日 1 剂,水煎服,分 2 次温服。

[二诊] 2022 年 12 月 13 日。

患者因家事情绪时有反复,上症未见明显缓解,情绪焦虑,舌淡红,舌体偏胖,苔薄白,脉细弦。

处方:初诊方去柴胡、白芍,继续服用 7 剂,加用氟哌噻吨美利曲辛片 1 片,早餐后口服。

[三诊] 2022 年 12 月 20 日。

服药后上述诸症缓解,舌淡红,舌体偏胖,苔薄白,脉细。上方不变,嘱患者继服 14 剂。氟哌噻吨美利曲辛片 1 片,继续口服。

随访:患者以上方加减,共治疗 84 日,情绪焦虑、胃胀、嗳气及大便不成形均见好转,余无不适。

按:《景岳全书·痞满》对胃痞的辨证颇为明晰:"痞者,痞塞不开之谓;满者,胀满不行之谓。盖满则近胀,而痞则不必胀也。所以痞满一证,大有疑辨,则在虚实二字,凡有邪有滞而痞者,实痞也;无物无滞而痞者,虚痞也。"余莉芳认为,患者年过半百,脾气渐虚,加之平素情志欠畅,肝气不舒,故见胃脘痞满;胃失和降,故见嗳气;土虚木乘,脾气更虚,以致脾运失健,升降失调,清浊不分,而成便溏泄泻。中药治拟疏肝健脾,采用逍遥散化裁。逍遥散源于宋代《太平惠民和剂局方》,该方以气血为基础,肝脾为核心,是疏肝解郁,养血健脾,和血调经的常用方剂。方中柴胡疏肝理气,白芍养血柔肝,紫苏梗与半夏、陈皮降逆宽中,炒白术、白茯苓益气健脾,木香理气健脾,炒山药、炒薏苡仁健脾利湿止泻,炮姜温中止泻,甘草调和诸药。全方共奏疏肝健脾之功效。

患者服药尚平,服药 1 周后症情未见明显缓解,考虑病情迁延,病程长达 3 年,加之患者正值半百更年之期,情绪焦虑明显,夜寐不佳,故余莉芳根据多年治疗心身疾病的经验,加用抗焦虑抑郁药氟哌噻吨美利曲辛片(黛力新)。黛力新是由氟哌噻吨和美利曲辛组成的复方制剂。氟哌噻吨是一种氟哌噻吨类神经阻滞剂,小剂量具有抗焦虑和抗抑郁作用。美利曲辛是一种三环类双相抗抑郁剂,低剂量应用时,具有兴奋特性。两种成分的复方制剂具有抗抑郁焦虑的特性。其常见副作用易引起便秘,而此患者大便不成形,故亦巧妙地运用了此副作用。患者在加用哌噻吨美利曲辛后,症情较前明显好转,待症情稳定后,减少氟哌噻吨美利曲辛片的用量,直至停药。

余莉芳在诊治疾病过程中,并不拘泥于纯中医治疗,尤其是在诊治心身疾病时,擅长中西医结合治疗,注重辨病及辨证相结合,两者取长补短,在临床上收到了良好的疗效。

胃痞案 2

周某,女,40 岁。

[初诊] 2022 年 10 月 14 日。

主诉:胃胀嗳气半年。

现病史:患者半年前出现胃胀,嗳气,心悸,潮热,月经减少延迟,经行乳房胀痛,外院行胃镜检查提示慢性浅表性胃炎。口服胃康胶囊等治疗效果不佳,前来就诊。刻下:胃胀,嗳气,无反酸,月经减少推迟,乳房胀痛,夜寐差,易醒,颈椎不适,胸闷,心悸,潮热,大便干结,3日一行,舌红,苔少,脉细。

既往史:无其他疾病。

辅助检查:2022年6月14日外院胃镜提示慢性浅表性胃炎。

西医诊断:慢性浅表性胃炎。

中医诊断:胃痞病。

证候诊断:胃阴亏虚证。

治法:养阴和胃,理气消痞。

处方:玄参9g,麦冬9g,葛根18g,瓜蒌皮9g,瓜蒌子27g,半夏6g,陈皮6g,香附9g,合欢皮9g,灵磁石15g,柏子仁9g,枳实9g,生甘草3g,14剂。每日1剂,水煎服,分2次温服。

[二诊] 2022年10月28日。

患者心慌好转,仍胃胀,时有嗳气,乳房胀,寐差易醒,大便正常,舌脉如前。

处方:原方加郁金9g,代赭石15g,莪术9g,赤芍9g,继续服用14剂。

随访:患者症情向愈,以上方药加减出入,间断服药2个月后,胃脘胀痛消失,无心悸,嗳气。

按:余莉芳十分重视舌诊、胃镜病理报告,对于女性患者重视月经的问诊,同时将以上三者结合,对精准的辨证诊治有非常重要的作用。《女科经纶》说:"妇人经水与乳,俱由脾胃所生。"可见月经的产生与脾胃密切相关,而月经的病理变化,也能体现脾胃功能的强弱及气虚之盛衰。余莉芳认为,临床问诊女性月经对脾胃病的辨证有十分重要的提示意义。

本案患者素体阴液亏虚,因饮食不节又损伤脾胃,胃失濡养,气机阻滞于中焦,故见胃胀痞满,嗳气频作。阴虚生内热,则盗汗频频;虚火上炎而致潮热,心悸,失眠;阴血亏虚,经事不利,故见月经减少推迟;不荣则痛而见乳房疼痛,舌红,苔少,脉细,乃胃阴亏虚之象。施方玄参、麦冬养阴,半夏、瓜蒌下气除痞,陈皮、枳实、香附理气止痛,合欢皮、灵磁石安神助眠,葛根根据现代药理提示有类雌激素作用,有除潮热之功。二诊时患者仍胃胀,乳房胀满,寐差,易醒,时有嗳气,加用赤芍、莪术活血化瘀,全方共奏养阴和胃之功效。其后守法守方治疗,直至基本痊愈。

余莉芳认为慢性胃病胃阴亏虚者较为常见,与患者嗜食辛辣、情绪焦虑、失治误治,暗伤胃阴相关,因此根据"胃喜润而恶燥"的特性,尤倡导"滋养生津"法。

经常应用北沙参、麦冬、石斛、玉竹等滋阴而不黏腻之品,胃阴不足者用之,即使没有明显的胃阴不足者,只要用理气、燥湿之药,加上一二味养阴药,意在固护胃阴,避免理气燥湿之品香燥伤阴之弊。

胃痞案 3

魏某,男,56 岁。

[初诊] 2023 年 2 月 27 日。

主诉:纳差,嗳气 1 个月。

现病史:患者 1 个月前出现嗳气,纳差,于 2023 年 2 月 25 日行胃镜检查提示慢性萎缩性胃炎伴糜烂,胆汁反流。外院口服西药治疗无效,就诊时患者嗳气,无反酸,纳差,大便正常,舌苔黄腻,脉滑。

既往史:否认其他疾病。

体格检查:腹软,无明显压痛,无反跳痛。

辅助检查:2023 年 2 月 20 日胃镜检查提示慢性萎缩性胃炎伴糜烂,胆汁反流。彩超提示胆囊炎,胆总管轻度扩张。

西医诊断:胆汁反流性胃炎,胆囊炎。

中医诊断:胃痞病。

证候诊断:湿热内蕴证。

治法:化湿清热,理气消痞。

处方:紫苏梗 9 g,厚朴花 6 g,藿香 9 g,半夏 6 g,陈皮 6 g,郁金 9 g,黄芩 9 g,代赭石 15 g,山楂 9 g,14 剂。每日 1 剂,水煎服,分 2 次温服。

[二诊] 2023 年 3 月 13 日。

患者嗳气稍好转,胃纳好转,时有胃胀,大便稍干结,舌苔白腻。

处方:初诊方去藿香、厚朴花,改用厚朴 6 g,加莱菔子 9 g,继续服用 14 剂。

随访:患者症情向愈,以上方药加减出入,间断服药 1 个月后,病情好转。

按:余莉芳认为该案患者平素喜食肥甘厚味,损伤脾胃,纳运无力,则致不思饮食,湿热中阻,气机阻滞,而生痞满,脾胃升降失常,胃气上逆,则生嗳气,舌苔黄腻,脉滑为湿热内蕴之胃痞病。方中厚朴花、半夏辛苦性温,行气化湿,消除胀满,陈皮行气化滞,醒脾和胃,紫苏梗宽胸理气,代赭石降逆止嗳,藿香芳香化湿,黄芩清中焦湿热,山楂健脾消食开胃,郁金保肝利胆,全方共奏化湿清热、理气消痞之功效。二诊患者嗳气好转,舌苔已不黄腻,脉滑,去厚朴花,改用厚朴加强行气化湿之力,加用莱菔子行气消胀。该患者湿浊较重,故先予化湿,待湿气渐消后,再根据情况逐步予扶助正气。针对湿浊,余莉芳多采用藿朴夏苓汤或藿香正气散加减。患者湿中有热,方中加入黄芩清热利湿。

余莉芳十分重视舌诊,认为舌诊是望诊的重要组成部分,在脏腑中,尤以心和脾胃与舌的关系最为密切。舌为"心之苗""脾之外候",而舌苔由胃气之熏蒸。慢性萎缩性胃炎若舌体胖大,边有齿痕者,多为脾胃气虚,水湿内停;舌苔厚腻,则为脾胃失健,胃气壅滞之象,也就是平时所说的消化功能下降;苔黄为湿热胶着,苔白为气虚或寒重湿邪阻滞。舌象的变化直观地反映病情变化,若出现证、舌脉不符时,往往舍脉从舌,舍证从舌。

 胃脘痛案 1

顾某,男,35 岁。

[**初诊**] 2022 年 9 月 30 日。

主诉:胃脘部胀痛 1 周。

现病史:患者 1 周前情志不畅后出现胃脘胀痛,自行服用吗丁啉,未见好转。刻下:胃脘胀痛,胸胁胀满,心烦,嗳气,无反酸烧心,大便黄软不爽,每日 1 次,饮食一般,夜寐尚可,舌淡红,苔薄白,脉弦。

既往史:否认其他疾病。

体格检查:腹软,无明显压痛,无反跳痛。

辅助检查:2022 年 9 月 25 日本院胃镜提示浅表性胃炎。

西医诊断:慢性浅表性胃炎。

中医诊断:胃脘痛病。

证候诊断:肝气犯胃证。

治法:疏肝解郁,和胃消痞。

处方:香附 9 g,柴胡 9 g,郁金 9 g,白术 9 g,茯苓 12 g,莪术 9 g,枳壳 12 g,代赭石 15 g,延胡索 9 g,生甘草 6 g,14 剂。每日 1 剂,水煎服,分 2 次温服。忌食辛辣、生冷、油腻。

[**二诊**] 2022 年 10 月 14 日。

患者胃脘胀痛、胸胁胀满好转,心烦,嗳气,无反酸烧心,大便稀薄,饮食一般,夜寐可,舌淡红,苔薄白,脉弦。

处方:初诊方去莪术、延胡索,加怀山药 27 g,继续服用 14 剂。

随访:患者症情向愈,以上方加减出入,服药后,胃脘胀痛、胸胁胀满消失,心烦、嗳气消失。

按：余莉芳认为患者抑郁恼怒，情志不遂，肝气郁滞，失于疏泄，故胁肋胀痛；情志不畅，则心烦；横逆乘脾犯胃，脾胃升降失常，胃气上逆则生嗳气；脾气受损运化无力，胃气阻滞，而为痞满。如《景岳全书·痞满》言："怒气暴伤，肝气未平而痞。"方中柴胡苦辛凉，主入肝胆，功擅条达肝气而疏郁结；枳壳行气止痛除胀，柴胡、枳壳一升一降，升清降浊，调畅气机；香附苦辛而平，专入肝经，长于疏肝理气止痛；代赭石降逆止嗳；延胡索、郁金活血行气止痛；莪术破血行气；白术、茯苓健脾益气；生甘草调和诸药。全方共奏疏肝解郁，和胃消痞之功效。

二诊患者胃脘胀痛、胸胁胀满好转，大便稀薄，舌淡红，苔薄白，脉弦，去莪术、延胡索，加用山药健脾益气之力。平素余莉芳非常注重情绪疏导，强调身心结合。由于生活、工作节奏不断加快，社会竞争日益激烈，临床上抑郁焦虑症的发病率越来越高。此类身心疾病均属中医"郁证""脏躁"等范畴，病机归咎于情志所伤、肝气郁结、心神失宁等，治疗常选用柴胡疏肝散、丹栀逍遥散等疏肝解郁或甘麦大枣汤等养心安神之剂。

 胃脘痛案 2

朱某，女，63 岁。

[初诊] 2021 年 3 月 15 日。

主诉：反复胃脘胀痛 8 个月余，加重半个月。

现病史：患者 8 个月前与人争执后出现胃脘胀痛，偶伴反酸及烧心，自服抑酸护胃药后时有反复。近半个月，患者无明显诱因下上症加重，曾自服促进胃动力、保护胃黏膜药，病情仍有反复，遂至我院就诊。刻下：胃脘胀痛，连及两胁，伴反酸，时有烧心，咽部异物感，口干、口苦，无头晕头痛，无恶心呕吐，无发热，无鼻塞流涕，纳一般，大便尚调，夜寐欠佳，舌偏红，苔少，脉弦。

既往史：胆囊已切除，否认其他疾病。

体格检查：神清，腹软，无压痛及反跳痛，肝、脾肋下未及，墨菲征及麦氏征均(—)。

辅助检查：2021 年 3 月 9 日胃镜提示慢性浅表萎缩性胃炎伴胆汁返流。病理示(胃窦)浅表性胃炎，炎症(＋＋＋)，活动(＋＋)。呼气试验(—)。腹部彩超示胆囊切除术后改变。

西医诊断：胆汁反流性胃炎。

中医诊断：胃脘痛病。

证候诊断：胆胃郁热，胃阴亏虚证。

治法：清胃利胆，养阴生津。

处方：北沙参 9 g，玉竹 9 g，麦冬 9 g，制半夏 6 g，代赭石 30 g，枳壳 9 g，木香 6 g，延胡索 9 g，黄连 3 g，黄芩 6 g，柴胡 9 g，甘草 6 g，炒海螵蛸 18 g，白及 9 g，紫苏梗 9 g，茯神 30 g，7 剂。每日 1 剂，水煎服，分 2 次温服。

[二诊] 2021 年 3 月 22 日。

患者服药后胃胀痛较前减轻，反酸及烧心明显好转，口干、口苦缓解。

处方：初诊方改炒海螵蛸 9 g，继续服用 7 剂。

[三诊] 2021 年 3 月 29 日。

服药后患者已无反酸及烧心，无明显胃痛，偶有胃胀，口干、口苦好转，咽部异物感减少，夜寐尚可，舌淡，苔少，脉细弦。

处方：二诊方减延胡索、炒海螵蛸、白及，改代赭石 15 g，继续服用 14 剂。

[四诊] 2021 年 4 月 12 日。

服药后患者上症均明显好转，舌淡，苔少，脉细弦。

处方：上方继续服用 14 剂。

随访：患者上方加减，共治疗 2 个月，胃脘痛、反酸、烧心、咽部异物感、口干、口苦、眠差基本痊愈。

按：《灵枢·邪气脏腑病形》指出："胃病者，腹䐜胀，胃脘当心而痛，上支两胁，膈咽不通，饮食不下。"胃脘痛主要与外感邪气、饮食失调、七情失和、久病体虚等因素有关，导致气机不利，胃失和降。本例患者情志失调，导致气机紊乱，阴阳失调，脏腑功能紊乱，且脾胃最易受情志影响，如《沈氏尊生书·胃痛》中所说："胃痛，邪干胃脘病也……唯肝气相乘为尤甚，以木性暴，且正克也。"余莉芳认为，本例患者肝失疏泄，胃失和降，故见胃胀痛，口苦，咽部异物感，反酸等；日久化热，损伤胃阴，故见口干，舌红，苔少等征象。因此，辨证为胆胃郁热，胃阴亏虚。中药治拟清胃利胆，养阴生津。

此方来源于余莉芳所创经验方纳达合剂。余莉芳认为，随着社会的发展，人们所承受的压力不断增大，饮食、生活习惯也发生了很大改变。工作及生活压力的增大，使肝气不舒，气郁而化火灼津，致胃阴不足；生活、工作的高效性，使越来越多的人选择方便、快捷的饮食，此类食物多偏于油炸、香燥，易耗伤津液，终致胃阴受损；此外，睡眠不足，阴液暗耗，日久亦可伤及胃阴；加之慢性胃炎易反复发作，迁延不愈，长期服用理气止痛之剂，耗气伤阴，重伤胃阴虚。余莉芳综合历代医家的治疗经验，结合 20 余年对大量患者的临床验证，形成经验方纳达合剂。本方由《温病条辨》之益胃汤化裁而来，吴鞠通在《温病条辨》中主张"欲复其阴，非甘凉不可",益胃汤乃甘凉养胃的代表方,是当代治疗胃阴不足证的常用方。吴氏认为,甘能入脾胃经,凉能清郁热,甘凉相合,清养悦胃;除此之外,甘凉又可清金润肺,盖脾胃乃后天之本,肺为其行津液,则通调水道,五经并行,津自生而形自复也。余莉芳结合临床实际,加入制半夏、枳壳、木香、延胡索等理气之品,使其补而不腻;代赭石重镇降逆,制酸和胃;黄连、黄芩等清其郁热;全方共奏养阴清胃,降逆理气之功效。本例患者肝气不舒,故加入柴胡以疏肝理气;寐差,加入茯神以养心安神;时有反酸,加入炒海螵蛸抑酸护胃。全方共奏清胃利胆,养阴生津的功效。

患者初诊服 7 剂药后,胃胀痛较前减轻,反酸及烧心明显好转,口干、口苦缓解,调整抑酸护胃之炒海螵蛸为 9 g;三诊时,反酸及烧心不显,无明显胃痛,偶有胃胀,口干、口苦好转,咽部异物感减少,病情逐渐好转,将重镇降逆之代赭石减半,减理气止痛之延胡索、海螵蛸、白及后维持原方继续治疗,患者未有反复,基本痊愈。

纳达合剂是余莉芳治疗胆汁反流性胃炎的代表方,目前已制成院内制剂,在临床上得到了广泛的应用。

胃脘痛案 3

陈某,女,79 岁。

[初诊] 2023 年 3 月 22 日。

主诉:胃脘胀痛,伴烧心半个月余。

现病史:甲状腺手术半个月余,术后出现胃脘胀痛,伴烧心,外院予以西药治疗未见好转。刻下:胃脘隐痛,餐后烧心加重,伴阵发性胸闷,气急,心悸,汗出,易情绪激动,发病时手足冰冷,1 日发作 3 次左右,发病时需吸氧始适,咽部异物感,痰黏色白,口干,不咳,鼻塞,颈椎不适,大便干结,2～3 日一行,需借助开塞露通便,纳差,夜寐不安,舌淡红有紫气,有裂纹,苔少,脉弦细。

既往史:有甲状腺手术史,慢性萎缩性胃炎史。

体格检查:腹软,无明显压痛,无反跳痛。

西医诊断:慢性萎缩性胃炎。

中医诊断:胃脘痛病。

证候诊断:胃阴亏虚证。

治法:养阴益胃。

处方:玄参 9 g,麦冬 9 g,桔梗 6 g,生甘草 3 g,炒枳实 9 g,白及 9 g,炒海螵蛸

27 g,知母 9 g,淮小麦 27 g,制半夏 6 g,灵磁石 30 g,葛根 27 g,芦根 18 g,全瓜蒌 27 g,陈皮 6 g,7 剂。每日 1 剂,水煎服,分 2 次温服。

[二诊]2023 年 3 月 29 日。

患者药后胃脘隐痛,餐后烧心症状减轻,睡眠好转,精神转佳,阵发性胸闷气急缓解,但时有嗳气,咽部有痰及异物感,无咳嗽,痰色白黏,面部潮红,苔脉如前。

处方:初诊方去半夏,加煅龙骨 18 g,玉竹 9 g,杏仁 9 g,桑白皮 9 g,地骨皮 9 g,木蝴蝶 6 g,继续服用 14 剂。

[三诊]2023 年 4 月 11 日。

患者晨起咽部不适,咳少,痰色白黏,下肢冷,嗳气,矢气多,白天出汗多,胃脘烧灼感,胃胀,偶泛酸,口干,易心慌,大便正常,舌色青紫,苔薄黄,脉细弱。

处方:二诊方去桑白皮、地骨皮,加黄柏 3 g,浙贝母 9 g,人参片 3 g,明天麻 9 g,怀牛膝 9 g,川牛膝 9 g,杜仲 9 g,继续服用 14 剂。

[四诊]2023 年 4 月 26 日。

患者昨日受凉后声音嘶哑,夜打呼,咽部有痰,色白黏,量不多,易饥饿,吃参汤,胃有烧灼感,偶有心慌气急,左手麻,双腿无力,下肢冷,大便尚调,服用汤药后夜寐转佳,舌有紫气,脉细弱。2023 年 4 月 1 日胃镜提示萎缩性胃炎,HP(一),复查甲状腺功能正常。

处方:三诊方去白及、苦杏仁、黄柏、浙贝母,改海螵蛸 18 g,淮小麦 18 g,加川贝粉 6 g,蝉衣 6 g,继续服用 14 剂。

随访:患者症情向愈,以上方药加减出入,连续服药 35 日后,胃脘隐痛,烧心,阵发性胸闷,气急好转,纳可,便调,寐安。

按:余莉芳认为胃脘痛以上腹胃脘部近心窝处经常发生疼痛为主症,多因寒热,饮食失调,阴阳气血不足,气滞血瘀等使胃失和降所致。患者自诉除胃脘胀痛之外,还伴有胸闷心悸症状,应当与表现为胃脘部疼痛的厥心痛相鉴别,根据患者的疼痛性质、伴随症状、餐后症状加重的特点,可以排除厥心痛病。方用玄参、麦冬、知母、芦根养阴除热;桔梗、生甘草清热利咽;全瓜蒌清热化痰,宽胸散结;半夏、陈皮理气化湿;炒枳实破气消积,化痰散痞;葛根生津止痛,海螵蛸制酸止痛,白及保护炎症创面,灵磁石镇惊安神,淮小麦养心安神。全方共奏养阴和胃,宁心安神之功效。

便秘案

李某,女,59 岁。

[**初诊**] 2022 年 12 月 23 日。

主诉：反复便秘 10 年余,加重 1 周。

现病史：患者 10 年前因饮食不洁引发急性胃肠炎,症见呕吐、腹泻等,经对症治疗后好转。后反复便秘,大便干结,约 10 日一次,依赖药物排便,其间体重下降 20 kg 余。2022 年 3 月,患者因大便 2 周未解,并伴腹胀、双下肢浮肿住院治疗,经对症治疗(具体不详)排便通畅后出院。其后反复因便秘、腹胀伴双下肢浮肿住院治疗 3 次。刻下:形体消瘦,倦怠懒言,双下肢浮肿,自诉腹胀,大便 1 周未解,临厕努争乏力,大便少,干如羊粪,食少,寐差,小便可,无恶寒发热,无咳嗽咳痰,无头晕头痛,无胸闷心慌,舌质淡,苔少,脉细弱。

既往史：否认其他疾病。

体格检查：精神萎软,体型偏瘦,腹微隆,腹软,未见明显肠型及蠕动波,右下腹轻压痛,叩诊鼓音,肠鸣音 5～6 次/min。

辅助检查：2022 年 11 月 12 日下腹部 CT 未见明显异常。

西医诊断：功能性便秘。

中医诊断：便秘病。

证候诊断：气阴两虚证。

治法：益气养阴,润肠通便。

处方：生黄芪 30 g,生白术 27 g,槟榔 18 g,枳实 18 g,知母 18 g,玉竹 18 g,望江南 18 g,全瓜蒌 30 g,党参 12 g,厚朴 9 g,决明子 18 g,炒谷芽 12 g,炒麦芽 12 g,甘草 6 g,7 剂。每日 1 剂,水煎服,分 2 次温服。

[**二诊**] 2022 年 12 月 30 日。

患者精神尚可,3 剂药后大便已解,大便 2～3 日 1 次,条形、较软,腹胀较前好转,进食较前增加,双下肢浮肿略有减轻,寐尚可,舌质淡,苔少,脉细弱。

处方：初诊方改决明子 9 g,继续服用 7 剂。

[**三诊**] 2023 年 1 月 6 日。

患者精神尚佳,大便 1～2 日 1 次,成形、质软,腹胀不明显,可正常饮食,双下肢肿较 2 周前改善,夜寐安,舌淡红,苔薄,脉细。

处方：二诊方去炒谷芽、炒麦芽,加白茯苓 12 g,继续服用 7 剂。

[**四诊**] 2023 年 1 月 13 日。

患者面尚华,大便每日 1 次,无明显腹胀,乏力不明显,纳飧,寐安,下肢肿好转,舌淡红,苔薄,脉细。

处方：三诊方继续服用 14 剂。

随访：患者上方加减，共治疗 91 日，大便通畅，腹胀及肢肿好转，体重较前增长。

按：余莉芳认为，患者饮食不节令脾胃受损，"脾应大腹"，中气不足，推动无力，气虚气滞，故现腹胀；《素问·至真要大论》指出"诸湿肿满，皆属于脾"，脾虚失于运化，以致水湿内停，见双下肢浮肿；脾气受伤，生化之源匮乏，而见形体消瘦，乏力，倦怠懒言；久病不复，消烁阴液而使胃阴亏虚，受纳腐熟功能减退，则不思饮食；胃阴不足，失于濡养，故大便秘结，干如羊粪。

肠道乃传化之腑，"六腑以通为用"，不节饮食导致肠道气机痞结，通降功能失调，使肠内容物不能顺利通过而引起便秘，古方多以通里攻下之法治之。然余莉芳认为，患者病情反复，虽有"燥、实、痞、满"等实证表现，但纵观病史，四诊合参，实为气阴两虚，本虚标实之证。治疗不可妄用大黄、芒硝等攻伐之剂，以免损伤正气。处方应以益气养阴为主，佐以通里攻下。《素问·经脉别论》有"脾气散精，上归于肺"，因此方中使用大量生黄芪以补脾肺之气，旨在健脾益气以助气血生化，上疏于肺而散布全身；并辅以生白术、党参等健脾益气之剂相须为用；玉竹味甘多脂，乃柔润之品，养肺胃之阴而不滋腻；望江南、知母同归胃经，一则滋阴润肠，与玉竹共奏增水行舟之效，一则清肠道之热，以防粪便长期停留肠道而积热伤阴；《药性论》曰："槟榔可宣利五脏六腑壅滞，破坚满气，下水肿"，槟榔行气而不耗气，与黄芪合用，既助黄芪补气通便，又防黄芪满中之弊；枳实、厚朴取小承气汤去大黄之意，枳实行气消痞，厚朴下气除满，两者与槟榔共令肠道气机归畅；患者便秘顽固，干如羊粪，佐以决明子、全瓜蒌等润肠通便之剂以治其标；炒谷、麦芽健脾快胃；甘草为使，调和诸药。全方从脾、胃、肺、大肠论治，通补兼施，通而不峻，补而不滞，标本兼治。待患者大便已通，酌减决明子等润肠通便之剂，继以益气养阴之法巩固治疗，症情好转。患者久病，脾胃虚弱，故三诊时加入白茯苓，与白术、甘草共取四君子汤之意，健脾益气，治疗 3 个月余，病情向愈。

上方由余莉芳的经验方芪槟合剂化裁而来，芪槟合剂在临床上多用于气阴两虚的便秘，主要由生黄芪、槟榔、知母、玉竹、枳壳、全瓜蒌、望江南等组成。临床研究表明，芪槟合剂具有缩短患者排便间隔时间、排便时间，改善肛门阻塞感、排便费力、腹胀腹痛、排便不尽感，改善便质等作用。

胁痛案

贾某，女，64 岁。

[**初诊**] 2022 年 9 月 16 日。

主诉：右胁隐痛半年。

现病史：患者半年前无明显诱因出现右胁不适，易疲劳，外院查 B 超示脂肪肝。近期乏力加重，稍动则疲劳，且伴有右胁部隐痛，肝功能示总胆红素 44 mol/L，碱性磷酸酶 77 IU/L，γ-谷氨酰转肽酶 144 IU/L。舌红，苔薄黄腻，脉弦细。

既往史：胆囊切除手术史，慢性胃病史。

过敏史：否认过敏史。

体格检查：腹软，无明显压痛，无反跳痛。

辅助检查：2022 年 5 月 6 日外院 B 超提示脂肪肝。2022 年 9 月 13 日肝功能示总胆红素 44 mol/L，碱性磷酸酶 77 IU/L，γ-谷氨酰转肽酶 144 IU/L。

西医诊断：脂肪肝。

中医诊断：胁痛。

证候诊断：脾气虚弱，健运失司，湿热蕴结肝胆证。

治法：清利湿热，健脾助运。

处方：茵陈 9 g，炒白术 9 g，白茯苓 12 g，丹参 15 g，莪术 18 g，赤芍 9 g，泽兰 9 g，垂盆草 9 g，广郁金 9 g，生甘草 3 g，14 剂。每日 1 剂，水煎服，分 2 次温服。

[二诊] 2022 年 9 月 30 日。

患者乏力、右胁疼痛症状基本消失，精神状况好转。

处方：初诊方继续服用 14 剂。

随访：守方加减调治近 2 个月，肝功能恢复正常，诸症悉平。

按：本病例属中医"胁痛"范畴。该患者由于嗜食油腻，耗伤中州，脾土壅滞，湿自内生，郁久化热，湿热侵犯肝胆，疏泄失调，气机阻滞则致胁痛。湿热蕴蒸，胆汁外溢肌肤而为黄疸。余莉芳认为其病在肝，与脾相关，证属虚实夹杂之证，治宜攻补兼施。顾予消脂保肝方（黄芪、丹参、莪术、白术、茯苓、泽兰叶、垂盆草、广郁金、血红花）化裁。患者目前湿热黄疸，故暂不用黄芪，除垂盆草清利肝经湿热外，加入茵陈以清热退黄；白术、茯苓健脾益气，化湿消脂；郁金疏肝理气解郁；泽兰、丹参、赤芍、莪术凉血活血，化瘀通络。全方合用疏肝解郁清热，健脾益气化湿，活血祛瘀通络，标本兼顾，再嘱患者配合饮食调护，起效迅速。

余莉芳对脂肪肝的治疗有十分丰富的经验，认为脂肪肝是一种代谢性疾病，是各种不同病因导致的脂肪代谢紊乱所造成的后果。一贯主张中西医结合，相互学习、取长补短、融会贯通，因此，在临床上倡导辨证与辨病相结合、宏观与微观相结合的诊疗原则。余莉芳认为脂肪肝治疗的重点，主要是针对脾虚失健或运化不及以及由此所产生的浊邪污血的病理状况，分别采用补脾助运、消壅散滞、化浊行血等方法,以截断浊生之源,或清除已存在的浊邪,扭转已有的病理趋势。同时由于脏腑间存在着相互联系与影响,脾土的功能失调会出现土失木疏或土壅木郁的病理变化,在用药上要适当辅之以疏利肝胆之气,调畅气机的配伍以扶脾助运,也就是我们所说的健脾、祛湿、活血相结合。消脂保肝饮是根据长期的临床经验,以上述理论为指导,结合现代药理而创制的,有非常明显的保肝、降低血脂的作用,临床应用时可以本方为基本方进行辨证治疗。临床上也经常用有降脂作用的荷叶、生山楂、鸡内金等药物治疗。余莉芳认为脂肪肝的饮食调理和运动至关重要,要保证营养平衡,杜绝暴饮暴食,注意优质蛋白、维生素的摄入,酗酒者需戒酒,控制热量摄入,限制脂肪和碳水化合物的摄入,选用植物油或含长链不饱和脂肪酸的食物,如鱼类等;食用糖摄入不宜过多;高蛋白饮食,其中优质蛋白应占适当比例,如豆制品、瘦肉、鱼、虾、脱脂奶等;保证新鲜蔬菜,尤其是绿叶蔬菜的摄入,含糖多的蔬菜及水果不宜进食过多;限制食盐,适量摄入含有甲硫氨基酸丰富的食物,如小米、芝麻、油菜、菠菜、菜花、甜菜头、干贝、淡菜等。

 泄泻案

杨某,男,34岁。

[**初诊**] 2022年8月30日。

主诉:反复大便不成形伴寐差4个月余。

现病史:患者4个月前无明显诱因下出现大便不成形,日行2～3次,无明显便血及黏液,无明显腹痛及腹胀,夜间梦多,常梦见已故之人,自服止泻药及益生菌后大便不成形较前缓解。其间至外院查肠镜提示回盲部炎症。近日,仍大便不成形,睡眠未见明显改善,为求进一步诊治,至我院寻求中医药治疗。刻下:大便不成形,呈糊状,日行1～2次,大便含不消化食物,无明显便血及黏液,无腹胀及腹痛,易疲乏,易汗出,怕冷,偶有心悸,无明显胸痛及胸闷,晨起头皮麻木,无恶心呕吐,无发热恶寒,无咳嗽咳痰,纳一般,寐差,梦多,常梦见已故之人,舌淡,苔薄白稍腻,舌底青紫,脉细弦。

既往史:否认其他疾病。

体格检查:神清,腹软,无明显压痛及反跳痛,肝、脾肋下未及,墨菲征及麦氏征均(一)。

辅助检查:2022年7月13日肠镜提示回盲部炎症。

西医诊断:回盲部炎症,睡眠障碍。

中医诊断：泄泻病。

证候诊断：脾虚夹湿，心阳不足，瘀血阻滞证。

治法：健脾利湿，宁心安神。

处方：人参片 3 g，炒白术 9 g，茯神 30 g，甘草 3 g，酸枣仁 18 g，夜交藤 15 g，灵磁石 30 g，白头翁 9 g，淮小麦 27 g，煅龙骨 18 g，黄柏 3 g，白及 9 g，丹参 18 g，山药 30 g，14 剂。每日 1 剂，水煎服，分 2 次温服。

[二诊] 2022 年 9 月 13 日。

患者大便仍不成形，夜梦多，未再梦见阴人，余症基本同前，舌淡，苔薄白稍腻，舌底青紫，脉细。

处方：初诊方加炒薏苡仁 18 g，继续服用 14 剂。

[三诊] 2022 年 9 月 27 日。

患者大便稍成形，近日大便后手纸带少量鲜血，既往有内痔病史，夜寐好转，梦较前减少，头皮发麻好转，舌脉同前。

处方：二诊方减人参片、丹参，加槐米 9 g，地榆炭 9 g，继续服用 14 剂。

[四诊] 2022 年 10 月 4 日。

患者大便稍成形，无明显便血，夜寐好转，梦较前减少，头皮发麻好转，心悸减轻，余症基本同前，舌淡，苔薄白，脉细。

处方：三诊方减槐米、地榆炭，继续服用 14 剂。

[五诊] 2022 年 10 月 18 日。

患者诸症均较前缓解，舌淡，苔薄白，脉细。

处方：四诊方继续服用 14 剂。

随访：患者以上方加减，共治疗 2 个月余，初诊之症均见好转。

按：本例患者主症为大便不成形，属中医学"泄泻"。《杂病源流犀烛·泄泻源流》有："湿盛则飧泄，乃独由于湿耳……是泄虽有风寒热虚之不同，要未有不源于湿者也。"由此可见，泄泻的病机为脾虚湿盛。余莉芳认为，本例患者大便不成形、疲乏、易汗出、苔薄白腻，以上均为脾虚湿盛之像。《素问·阴阳应象大论》曰："善诊者，察色按脉，先别阴阳。"《景岳全书》："凡诊病施治，必须先审阴阳，乃为医道之纲领。阴阳无谬，治焉有差？""心为阳脏"，此患者除脾虚湿盛外，尚表现出不寐、梦见死人、心悸、怕冷等症，以上均为心阳亏虚之像。此外，患者长期脾虚、心阳亏虚，不能推动气血运行，气虚则血瘀，故出现头皮麻木、舌下脉络青紫等征象。因此，余莉芳认为，本例患者辨证为脾虚夹湿兼见心阳不足，瘀血阻滞。

《景岳全书·泄泻》说："凡泄泻之病，多由水谷不分，故以利水为上策。"余莉芳以炒白术健脾利湿,山药健脾止泻,《药性论》中描述山药功效为:"补五劳七伤,去冷风,止腰痛,镇心神,补心气不足,患人体虚羸,加而用之。"患者结肠镜提示回盲部炎症,现代药理学研究提示,白头翁、黄柏均具有抗炎作用,白及能够促进胃肠道黏膜的修复愈合,其中的白及多糖能够减少炎性细胞浸润并修复肠道黏膜的损伤。人参性温,可益气温阳,安神益智,酸枣仁、茯神、夜交藤均可养心安神,淮小麦除养心安神外,尚可止汗、敛汗,灵磁石、煅龙骨均可镇静安神,煅龙骨尚可敛汗止汗,丹参活血通络。患者泄泻日久,王清任《医林改错》:"总提上有瘀血,卧则将津门挡严,水不能由津门出,由幽门入小肠,与粪合成一处,粪稀溏,故清晨泻三五次。""泻肚日久,百方不效,是总提瘀血过多。"故余莉芳加入一味丹参。全方共奏健脾利湿,温阳化瘀之功效。此外,余莉芳特别叮嘱患者不宜剧烈运动,因患者正值壮年,若剧烈运动,大量汗出,"汗为心之液",可进一步耗伤心阳,加重病情,故嘱患者切忌过度运动。

二诊时,患者大便仍不成形,其余症状均较前有所缓解,故加炒薏苡仁增加健脾利湿止泻之功效;其后,大便后手纸带少量鲜血,结合舌脉,考虑患者夹杂下焦湿热,方中减去温阳之人参片、活血化瘀之丹参,加入清热凉血止血之槐米和地榆炭;待出血止,即减槐米、地榆炭。

本例患者主要体现为泄泻、不寐、心悸,病机较复杂,余莉芳在辨治过程,结合辨病及辨证治疗,不拘泥于中医理论,大胆运用现代药理学知识,加用黄柏、白头翁、白及。由此可见,我们在传承中医药的同时,也要大胆创新。

腹痛案

薛某,男,41岁。

[初诊] 2022年10月29日。

主诉:反复腹痛10余年。

现病史:患者10余年来反复脐周疼痛,大便每日1～2次,尚成形,稍有受凉则病情加重,2011年5月30日小肠镜提示肠克罗恩病(活动期)。曾间断使用英夫利西单抗,症情好转,后病情时有反复。1个月前患者受凉后腹痛加重,大便每日1～2次,成形,无黏液脓血便,舌淡红,苔薄白,脉细。

既往史:否认其他疾病。

体格检查:腹软,无明显压痛,无反跳痛。

辅助检查:2011年5月30日小肠镜提示肠克罗恩病(活动期)。2022年8月22日小肠CT示回肠下端、末端回肠克罗恩病伴活动性炎症,累及回盲瓣及阑尾、回盲瓣畸形、狭窄。

西医诊断：克罗恩病。

中医诊断：腹痛病。

证候诊断：脾胃气虚证。

治法：健脾益气。

处方：炒白术 9 g,茯苓 27 g,芡实 18 g,山药 30 g,木香 6 g,陈皮 6 g,牛膝 9 g,莲子 15 g,白及 9 g,14 剂。每日 1 剂,水煎服,分 2 次温服。

[二诊] 2022 年 11 月 12 日。

患者腹痛稍好转,大便每日 1～2 次,成形,舌淡红,苔白稍腻,脉细。

处方：初诊方加马齿苋 9 g,白芍 6 g,继续服用 14 剂。

随访：患者症情向愈,以上方药加减出入,间断服药 2 个月后,患者病情好转。

按：《医宗必读·泄泻》提出了著名的治泄九法,即升提、清凉、疏利、甘缓、酸收、燥脾、温肾、固涩、淡渗,是较为常用的方法。本例患者舌淡红,苔薄白,脉细,方中炒白术、茯苓、陈皮健脾益气燥湿；芡实补脾止泻；莲子、山药补脾胃之气；木香理气止痛；牛膝活血化瘀,滋补肝肾；白及敛疮生肌；共奏健脾益气之功。二诊患者腹痛,苔白稍腻,加用马齿苋清热利湿,白芍缓急止痛,合痛泻要方之义。余莉芳认为其病机为脾脏受损,失于健运,肠道传导功能失司,而有一部分脾虚泄泻是因为暴泄失治、误治,由实转虚所致,也就是我们所说的"余邪未尽",治疗应祛除余邪,可用具有祛邪功效的药物马齿苋。但由于此类中药药性多属寒凉,极易伤脾胃,而脾虚泄泻患者均存在脾虚特征,因此在使用少量的寒凉药物的同时,应以扶助正气,健脾固本为主。可选用四君子汤加减,更加芡实、莲子肉、山药等健脾药物。

余莉芳强调治疗脾胃病,组方时要坚持用药平和、虚实兼顾、寒温得宜、升降并调、气血同治、动静结合,体现了"治中焦如衡,非平不安"的观点。余莉芳在治疗克罗恩病、溃疡型结肠炎等久泻不愈及腹痛的患者时,常寒温并用。此类患者,久病迁延,多有脾胃虚寒证,又常伴有不同程度的肠道湿热。余莉芳有时会用一些温补药,以增强脾胃功能,资助气血生化之源,提高患者的抗病能力,有助于肠道局部病理变化的修复。同时选用白头翁、黄连、黄芩、马齿苋、黄柏等清热解毒药物,使肠道慢性炎症逐渐消除,趋向愈合。温补药合清热解毒药寒温并用,可使整方药性平和,从而避免了药性过于苦寒伤脾,或过于温热伤胃。寒温并用,亦可各取所需,相反相成,相得益彰。

肠癌案

林某,男,68岁。

[**初诊**] 2021年11月2日。

主诉:乙状结肠癌术后2个月余。

现病史:患者2个月前体检发现大便隐血阳性,进一步查肠镜提示乙状结肠癌可能,肠镜病理提示腺癌。遂至外院行乙状结肠癌根治术,分期为T2N0M0,术后未行放化疗。患者术后大便不成形,完谷不化,日行数次,术后至今体重下降近5kg,自服止泻药后,大便不成形可缓解,体重未见增长,为求进一步中医治疗,至我院门诊就诊。刻下:体型偏瘦,大便不成形,完谷不化,便前肠鸣明显,无明显便血及黏液,偶有腹胀,无腹痛,易疲劳,双膝酸软,无咳嗽咳痰,无恶心呕吐,无鼻塞流涕,无发热,纳一般,舌淡胖,苔薄白,脉细。

既往史:高血压病史10余年,目前降压药控制,血压控制可;有脑梗死病史4年余,未遗留后遗症,目前一般情况可。

体格检查:神清,体型偏瘦,腹软,腹部见一手术瘢痕,无明显压痛及反跳痛,肝、脾肋下未及,墨菲征及麦氏征均(一)。

西医诊断:结肠恶性肿瘤术后。

中医诊断:肠癌。

证候诊断:脾肾阳虚,癌毒内蕴证。

治法:温补脾肾。

处方:党参12g,炒白术12g,白茯苓18g,甘草6g,山药30g,陈皮9g,肉豆蔻3g,补骨脂9g,吴茱萸3g,炮姜6g,木香6g,鸡内金9g,7剂。每日1剂,水煎服,分2次温服。

[**二诊**] 2021年11月9日。

患者服药后,上症未见明显缓解,怕冷明显,舌淡胖,苔薄白,脉细。

处方:初诊方加炮附片6g,继续服用7剂。

[**三诊**] 2021年11月16日。

患者服药后大便较前成形,怕冷明显缓解,肠鸣减少,双膝酸软仍见,舌淡胖,苔薄白,脉细。

处方:上方继续服用14剂。

[**四诊**] 2021年11月30日。

患者服药后上症较前明显好转,舌淡胖,苔薄白,脉细。

处方：三诊方加白花蛇舌草 15 g,继续服用 7 剂。

[五诊] 2021 年 12 月 7 日。

服上方后症状未见明显改变,嘱患者继续服用上方。自煎药,嘱患者如出现口腔溃疡、口唇干裂等上火现象,可自行减掉附子。

随访：患者以上方为主方,坚持服药,每月根据病情微调,坚持服用,半年、1 年后分别复查肠镜,均未见结肠癌复发,未见结直肠息肉。其后嘱患者无明显不适后,可隔日口服中药,并定期复查肠镜。

按：结直肠癌是全球第三大常见癌症,也是癌症相关死亡的第二大原因,结肠癌属中医学"肠风""肠覃""积聚"等范畴。《灵枢·水胀》云："肠覃何如？岐伯曰：寒气客于肠外,与卫气相搏……肉乃生。其始也,大如鸡卵,稍以益大,至其成也,如怀子之状,久者离岁,按之则坚,推之则移。"余莉芳认为,本例患者年近七旬,脾肾本虚,加之结肠癌切除术,术后元气大伤,脾肾更虚,以脾肾阳虚为主。命门火衰,致脾失温煦,运化失职,水谷不化,升降失调,清浊不分,而成泄泻。且肾为胃之关,主司二便,若肾气不足,关门不利,则可发生大便滑泄、洞泄。如《景岳全书·泄泻》曰："肾为胃关,开窍于二阴,所以二便之开闭,皆肾脏之所主,今肾中阳气不足,则命门火衰,而阴寒独盛,故于子丑五更之后,当阳气未复,阴气盛极之时,即令人洞泄不止也。"

故余莉芳治疗取四神丸与参苓白术散为主方。方中补骨脂补命门之火,以温养脾土;肉豆蔻温中涩肠,既助补骨脂温肾暖脾,又涩肠止泻;吴茱萸温脾暖胃以散阴寒;炮姜入大肠经,散寒止泻;参苓白术散以四君平补脾胃之气;山药甘淡,健脾渗湿止泻,木香、陈皮理气,使全方补而不滞,鸡内金健胃消食。患者初诊后疗效不显,加之时值寒月,怕冷明显,考虑补阳之力尚嫌不足,故二诊时加入附子补火助阳,其后症情有所缓解。余莉芳认为,患者肠癌并非短时形成,与其自身体质、生活环境、生活习惯等密切相关。因此,患者体内已形成癌症相关内环境,虽然肿瘤已被切除,但内环境尚未改变,术后的抗肿瘤治疗仍然很有必要。当脾肾阳虚较前好转时,方中加入清热解毒的白花蛇舌草以抗癌毒。患者在术后半年及 1 年复查肠镜均未见复发。在结肠癌诊疗过程中,扶正贯穿始终,适时加以祛邪。由于早期结肠癌的术后中位复发时间较长,患者后续应定期继续肠镜检查,以期中药预防术后复发,巩固疗效。

心悸案

林某,女,54 岁。

[初诊] 2022 年 10 月 29 日。

主诉：心慌胸闷 4 年，加重 1 个月。

现病史：患者既往有间断性心慌，1 个月前因过度劳累后又出现心悸、胸闷、头晕加重，于我院查心电提示窦性心律，偶发室性早搏。冠状动脉 CT 未见明显异常。当时未予重视。而后反复心悸，胸闷，乏力，头晕，少气懒言，纳谷不馨，夜寐不酣，大便溏薄，舌质淡，舌体胖大，苔薄腻，脉细弱。

既往史：既往有慢性胃炎病史数年。

体格检查：腹软，无明显压痛，无反跳痛。

辅助检查：心电图示窦性心律，偶发室性早搏。冠状动脉 CT 未见明显异常。

西医诊断：心脏神经症，慢性胃炎。

中医诊断：心悸。

证候诊断：心脾两虚证。

治法：健脾益气，养血宁心。

处方：党参 9 g，白术 9 g，山药 18 g，当归 9 g，茯神 30 g，酸枣仁 9 g，合欢皮 18 g，木香 6 g，葛根 18 g，甘草 3 g，14 剂。每日 1 剂，水煎服，分 2 次温服。

[二诊] 2022 年 11 月 12 日。

患者心悸胸闷未作，乏力、少气懒言较前好转，头晕缓解，纳佳，夜寐改善，大便溏薄稍有好转，舌质淡，舌体胖大，苔薄腻，脉细弱，血压 120/80 mmHg。

处方：初诊方山药改 30 g，加茯苓 18 g，继续服用 14 剂。

[三诊] 2022 年 11 月 26 日。

患者心悸胸闷缓解，乏力、少气懒言好转，无头晕，纳佳，夜寐改善，大便成形，舌质淡，苔薄白，脉细。

处方：效不更方，守方继续服用 14 剂。

随访：守方加减调治近 2 个月，心悸未作，诸症悉平。

按：心与脾五行母子相生，心主血脉，脾主统血，血脉充盛有赖脾胃运化水谷精微化生气血。脾气虚弱，运化失司，则心血不足，心脉失养而见心悸，胸闷，气短，夜寐欠安；脾气亏虚则乏力，少气懒言，纳谷不馨，大便溏薄；头晕，舌质淡，舌体胖大，苔薄腻，脉细弱均属气血不足之征。方中以党参、白术、甘草、山药补脾益气，脾气旺则血自生；当归补血养心；木香理气醒脾；茯神、酸枣仁、远志、合欢皮宁心安神；葛根升阳止泻。诸药合用，心脾同治，以健脾为主，脾运得健则气血生化有源；气血双补，以补气为重，气旺则血自生，血足则心有所养。二诊加茯苓健脾益气,燥湿。如是心脾得补,气血得养,诸症自除。

余莉芳处方用药时多注意补气勿过温,化湿勿过辛燥。若化湿需用苦温如苍术、厚朴,芳香如藿香、佩兰之类,尽量不重用、久用;为使湿浊宣化,常佐以石菖蒲、郁金等;遇有胸脘痞闷有湿者,则以白豆蔻、陈皮、桔梗、半夏以开宣之。清热勿过于苦寒,对有脾胃有热的,使用黄连用量不宜过大,一般 3 g 以苦味健胃;头晕患者,系肝阳上亢也不宜过投寒凉,用天麻、钩藤等均可根据症情主次、随证配用。理气行滞之品,常用陈皮、枳壳(枳实);稍重则用木香、香附、延胡索;很少用檀香、沉香、丁香等香燥之品。

余莉芳用药平和,还体现在药物的口味上。中药大多数味苦,虽说"良药苦口利于病",但苦口的不一定都是良药。医生不能认为开给患者难服的药是合理的,还要考虑患者的口味。有些药不只苦口,但凡过酸、过甘、过辛、过咸、过腥都会令人难服。即使迫不得已服下药物,若胃不受纳,也易吐出,不易长期坚持。患病尤其是脾胃病证,香甜的食物都难以消化,何况恶苦的汤药。因此,余莉芳在临证处方,除非十分必要,多避免使用气味较重的药如薤白、阿魏、乳香、没药等,认为用药的时候,应尽量避免患者因厌恶药物口味,不能坚持长期服用而影响疗效。

汗证案 1

蒋某,女,47 岁。

[初诊] 2017 年 9 月 14 日。

主诉:多汗半个月。

现病史:患者平素易感冒,此次感冒后开始出汗,头汗明显,经期头痛,心慌,周身酸痛,夜间心悸,大便溏薄,每日 2～3 次,不成形,夜寐差,舌淡、边有齿痕,舌质紫暗,脉细。

既往史:否认其他病史。

过敏史:否认过敏史。

体格检查:腹软,无明显压痛,无反跳痛。

辅助检查:2017 年 9 月 5 日外院查癌胚抗原、甲胎蛋白、Ca125、Ca199、Ca242、Ca153、甲状腺功能、空腹血糖、糖化血红蛋白均(一),心电图示窦性心律,头颅 MRI 平扫未见明显异常,骨密度正常。

西医诊断:亚健康状态。

中医诊断:汗证。

证候诊断:肺脾两虚,表卫不固证。

治法：补肺健脾，固表止汗。

处方：白术9g，茯苓27g，陈皮6g，防风9g，太子参9g，葛根27g，煅龙骨30g，煅牡蛎30g，淮小麦30g，合欢皮18g，夜交藤15g，茯神30g，14剂。每日1剂，水煎服，分2次温服，夜服头剂。

[二诊] 2017年9月30日。

患者出汗，经期头痛，心慌，夜间心悸，周身酸痛明显好转，大便每日1次，尚成形，夜寐一般。

处方：初诊方加煅灵磁石30g，继续服用14剂。

按：余莉芳认为头为诸阳之会，内伤、外感等均可导致清阳之气升宣失职，津液外泄，则头汗出。脾肺气虚，不能卫外，腠理不密，故风邪易入。经前脏腑经络气血汇聚于冲、任二脉，清窍失养，故头痛作。方用玉屏风散之意，补肺健脾，益气固表。卫气者，所以温分肉而充皮肤，肥腠理而司开阖，方用太子参取代黄芪，补脾胃之气而不腻；防风遍行周身，为治风之要药，上清头面七窍，内除骨节疼痹，为风药中之润剂；白术又能补脾胃而助生化之源，古人谓为"敛汗圣药"。牡蛎散源自《太平惠民和剂局方》，其功能偏于收涩止汗，治标为主。方中牡蛎煅用，收敛止汗，敛阴潜阳；黄芪益气实卫，固表止汗；小麦养心除烦，收敛止汗。四药合用，共奏固表止汗之功。葛根能升举清阳而止头痛，并鼓舞脾胃清阳之气上行而止泄泻；合欢皮、夜交藤、茯神、灵磁石均可宁心安神。

汗证案2

陈某，女，48岁。

[初诊] 2022年9月16日。

主诉：盗汗半年。

现病史：患者半年来因情绪变化出现盗汗，手足心热，乏力，月经量多，周期紊乱，后背痛，心慌，纳差，夜寐不安，大便一般。曾于外院就诊，予以口服逍遥丸未见明显好转，为求进一步诊治，遂于我院就诊。近日上症持续且大便溏薄，每日1~2次，舌红，苔薄，脉细。

既往史：慢性胃炎史数年。

过敏史：否认过敏史。

体格检查：腹软，无明显压痛，无反跳痛。

辅助检查：2022年8月20日查癌胚抗原、甲胎蛋白、Ca125、Ca199、Ca242、Ca153、甲状腺功能、空腹血糖、糖化血红蛋白均（－），雌激素孕酮＜0.3 nmol/L。

甲状腺彩超提示左甲状腺结节（TI-RADS 3）。心电图示窦性心律。

西医诊断：围绝经期综合征。

中医诊断：盗汗。

证候诊断：气阴两虚证。

治法：益气养阴。

处方：黄芪9g，当归9g，黄连3g，黄柏9g，生地黄9g，白术9g，白茯苓18g，瘪桃干18g，龙骨30g，煅牡蛎30g，夜交藤18g，仙鹤草30g，浮小麦30g，14剂。每日1剂，水煎服，分2次温服。黛力新每日1次，每次1片，口服。

[二诊] 2022年9月30日。

患者盗汗、手足心热明显改善，无嗳气，心慌好转，精神转振，尚感乏力，纳可，大便成形，舌红，苔薄，脉细。

处方：初诊方加茯神15g，继续服用14剂。黛力新每日1次，每次1片，口服。

[三诊] 2022年10月14日。

患者盗汗、手足心热明显好转，乏力缓解，无嗳气，无心慌，精神可，纳可，大便成形，舌淡红，苔薄，脉细。

处方：二诊方继续服用14剂。黛力新每日1次，每次1片，口服。

按：寝中汗出，醒来自止者称为盗汗。主要病机为阴虚阳亢，热迫汗出。汗属津液，久汗之人阴液更易亏虚，且气随汗泄，终至气阴两虚。方中当归、生地黄滋阴养血，阴血充则水能制火；盗汗因水不济火，故以黄连、黄柏泻火除烦，含苦以坚阴之意；热清则火不能扰，阴坚则汗不外泄。由于汗出过多，卫表不固，故用黄芪以益气固表止汗，汗乃水谷所化，故以白术、茯苓健脾固本。诸药合用，一是养血育阴与泻火除热并进，养阴以治本，泻火以治标，使阴固而水能制火，热清则耗阴无缘；二是益气固表与育阴泻火相配，以使营阴内守，卫外固密。诸药合用，则有滋阴清热、益气固表之功。于是内热、外汗皆可相应而除。汗证日久，恐难速止，故用瘪桃干、龙骨、煅牡蛎等收敛固涩之品，而达止汗之目的。

余莉芳认为本案属身心疾病范畴，病机归咎于情志所伤，肝气郁结，心气亏虚等，前医治疗用柴胡疏肝散、丹栀逍遥散等疏肝解郁或甘麦大枣汤等养心安神之剂，往往不能取得满意疗效。余莉芳在10余年的临床实践中，发现很多脾胃病患者或多或少有此类身心疾患，因其临床表现多与中医的"胃痛""胃痞""呕吐""腹痛""腹泻""便秘"等疾患相混杂而常被忽视，此类患者也常常到处就诊，而治疗效果不佳，故在诊治时重视察颜观色，交谈询问，结合心理测试评分，明确诊断,采取中西医结合方法治疗的同时,对此类患者加以疏导情绪,细挖发病根源,以便尽快杜绝病因,从而取得了显著的疗效。余莉芳还善于利用抗焦虑药物的副作用,如黛力新副作用为便秘,而该患者既焦虑又大便溏薄,使用黛力新抗焦虑又收涩大便,使得水到渠成,药到病除。

虚劳病案

汤某,女,43岁。

[初诊] 2022年6月8日。

主诉:反复乏力、气短半年,身体困重半个月。

现病史:患者既往有乙肝表面抗原(HBsAg)、乙肝e抗体(HBeAb)、乙肝核心抗体(抗HBC)三项阳性病史,近半年来反复易感,怕冷,乏力,多汗,但多次肝功能检查提示正常,近半个月来鼻塞、流涕,身体困重,口服多种感冒药,仍反复难愈。就诊之时因梅雨连连,而出现身体困重,乏力,怕冷,鼻塞,动则胸闷,气短,自汗,心慌,夜寐欠安,两侧胁痛,月经量少,二便正常,舌苔薄黄腻,脉细。

既往史:有乙肝表面抗原(HBsAg)、乙肝e抗体(HBeAb)、乙肝核心抗体(抗HBC)三项阳性,慢性胃炎病史。

体格检查:腹软,无明显压痛,无反跳痛。

辅助检查:肝功能正常,尿常规正常。胃镜提示慢性萎缩性胃炎伴糜烂。

西医诊断:疲劳综合征。

中医诊断:虚劳病。

证候诊断:脾气亏虚,外感风湿证。

治法:解表祛湿,健脾益气。

处方:藿香9g,生葛根27g,防风9g,细辛3g,蔓荆子9g,香附9g,郁金9g,延胡索9g,淮小麦18g,丹参18g,川牛膝9g,茯神30g,甘草3g,14剂。每日1剂,水煎服,分2次温服。

[二诊] 2022年6月22日。

患者无肢体困重、鼻塞怕冷,仍胸闷,气短,心慌,二便正常,舌苔薄白,脉细。效已初显,表邪已解,改以益气健脾固表为主。

处方:初诊方减细辛、蔓荆子、藿香,加生黄芪9g,当归9g,炒白术6g,继续服用14剂。

[三诊] 2022年7月13日。

患者乏力、气短、自汗等症好转,自觉头晕,夜寐安,舌苔白,质淡,紫暗,脉细。

处方：二诊方加天麻9g,怀牛膝9g,继续服用14剂。

按：疲劳综合征病位涉及脾、肝、心、肾、肺,是脏与脏之间的功能失调,又常虚实夹杂。该案以乏力、气短、汗出、心慌等气虚表现为主证,其病位在心、脾、肾。患者素体心脾气虚,卫阳不固;时值初夏,梅雨连连,湿邪盛行,风湿之邪乘虚而入,而见肢体困重,鼻塞流涕之表证。风湿外感为标,气血亏虚为本,此时,若施健脾补肾之法,必会致外邪留恋,迁延难愈,故守急则治其标之法,以藿香芳香化浊,发表解暑;细辛、蔓荆子、防风等祛风除湿,以发散表邪,使湿邪从表而出;以香附、郁金调理气血,以防外湿内侵,为后续健脾气,养心血,奠定基础。二诊之时,复加芪、术健脾;黄芪味甘性温,为补气圣药,合白术、防风以玉屏风散之意固表止汗,正气充足,邪自可除,以黄芪提振正气,驱邪外出;川牛膝味苦酸,性平,益肾壮骨,又可祛瘀,与黄芪合用,一升一降,同行上下。余莉芳认为,虚劳一证,诊治之时不忘从心而治,心主神明,主血脉,心气不足,致心气推动无力,血液运行不畅,则四肢、形体、脏腑失于濡养,心血失养,见心神不宁、心悸不寐等症,心血不足和脾气虚弱共存居多,形成心脾两虚,治当以益气健脾,养血宁心为主,方中淮小麦味甘、性平,可补心气,敛心液,安心神;茯神甘平,健脾宁心安神;当归性温,味甘辛,补血活血,与黄芪配合,气血同补,气血充沛则诸症除。该病案体现了余莉芳临床诊治灵活应变,根据疾病不同时期病机不同,采用不同治法,以达迅速愈疾之目的。

月经不调案

倪某,女,53岁。

[初诊] 2023年2月8日。

主诉：月经紊乱2个月余。

现病史：患者2个月前出现月经紊乱,1月二行,夜寐欠安,头晕心悸,神疲乏力,活动后易汗出,胃脘灼热,上腹闷胀、隐痛,牵及两胁,于外院多次诊治,服用中药治疗效果不佳,遂至门诊就诊。刻下：情绪焦虑,夜寐难安,多梦易醒,胃脘灼热,闷胀隐痛,放射至两侧胁肋,痰多色黄,大便尚可,舌质淡,边有齿痕,苔薄白,脉略带弦。

既往史：有慢性胃炎病史数年。

体格检查：腹软,无明显压痛,无反跳痛。

辅助检查：外院妇科彩超检查正常,尿常规正常。胃镜提示慢性萎缩性胃炎伴糜烂。病理示肠化(＋＋),萎缩(＋)。

西医诊断：围绝经期综合征。

中医诊断：绝经前后诸证。

证候诊断：痰热上扰，心神失宁，胃失和降证。

治法：清化痰热，宁心安神，和胃降逆。

处方：淮小麦 27 g，大枣 9 g，生甘草 3 g，知母 9 g，茯神 30 g，首乌藤 15 g，酸枣仁 18 g，郁金 9 g，黄芩 9 g，半夏 6 g，陈皮 6 g，枳壳 6 g，延胡索 9 g，海螵蛸 27 g，白及 9 g，刘寄奴 18 g，藤梨根 15 g，桔梗 6 g，14 剂。每日 1 剂，水煎服，分 2 次温服。

［二诊］2023 年 2 月 21 日。

患者自觉寐稍好转，梦多，大便先干后溏，矢气多，胃脘闷胀，隐痛好转，灼热渐轻，前日受冷后，出现喉中痰增多，色黄，潮热汗出，舌苔黄腻，质淡红，脉弦。

处方：初诊方加紫苏子 9 g，白芥子 9 g，杏仁 9 g，浙贝母 9 g，紫苏梗 9 g，减大枣、知母，改半夏 9 g，继续服用 14 剂。

［三诊］2023 年 3 月 8 日。

患者自觉胃脘不适之症好转，夜寐向安，痰已减少，黄白相间，大便偏干，舌苔薄黄，脉弦。

处方：二诊方减紫苏梗，加鱼腥草 15 g，徐长卿 18 g，继续服用 14 剂。

［四诊］2023 年 3 月 22 日。

患者背心发热，夜寐安，胃部不适已除大半，唯晨起痰多，大便偏干难下，舌边齿痕，苔微黄，脉细。

处方：三诊方改海螵蛸 18 g，鱼腥草 30 g，减黄芩、白芥子，加葛根 27 g，杜仲 9 g，知母 9 g。

随访：患者症情向愈，以上方药加减出入，持续服药治疗后，诸证均减，情绪转好。

按：余莉芳认为更年期综合征以"气血失调，阴阳失衡"的病理变化为要，平调气血阴阳乃治病之要。脾胃执中焦行运化之能，化气生血，调畅气机，涵养脏腑，故而健脾益胃乃机体阴阳、气血重归平衡之关键。女子以血为本，肝藏血而为血海，体阴而用阳，常易升发太过而侮土，气有余便为火，脾不足则生痰，痰火交阻，上扰心神，终致心神不宁，发为本病。本病症复杂，变化多端，多呈虚实夹杂之候，以"虚""郁""火"为常见。故而临证施药以甘辛平和之品，甘能填补脾胃之虚，使中土健运；辛能行散，令气血调和；兼以宁心养神，以安五脏；调和阴阳，缓缓图之，使冲任得调，以达治病之目的。方以甘麦大枣汤为基础，加用茯神、酸枣仁等药，以和中缓急，养心安神；方中未选用白术、茯苓、党参等健脾之品，仅选用陈皮一味而治之,取其理气健脾,调中燥湿之意;选用郁金、黄芩清上焦之热,配以半夏燥湿化痰,使痰火得去,心神得安;半夏、郁金同用,取其辛散之意,可行气解郁,化痰散结;全方仅用知母一味滋阴之品,既可清肺胃之实火,也可滋阴降火,以防实火伤阴之弊。全方健脾养心,健运中州治其本,清上焦痰热之邪,治其标,以调和气血,平衡阴阳。

痛经案

忻某,女,50 岁。

[**初诊**] 2022 年 7 月 17 日。

主诉:经期腹痛 2 年余。

现病史:2 年来无明显诱因下出现月经来潮时,疼痛数小时,需服止痛片,经量少,有小血块,白带偏多,有异味,皮肤湿疹近 8 个月,痒不甚,甚则起水疱,胃胀,乳房时痛,纳尚可,无吐酸,嗳气,大便 1~2 日一行,有时欠成形,睡眠欠佳,舌质红,舌边有齿痕,根薄黄腻,脉细弦。

既往史:否认其他疾病。

体格检查:腹软,无明显压痛及反跳痛。

辅助检查:既往妇科检查均无异常。

西医诊断:原发性痛经。

中医诊断:痛经。

证候诊断:湿热内阻,冲任失调证。

治法:清化湿热,理气止痛。

处方:广藿梗 9 g,炒白术 9 g,云茯苓 18 g,制半夏 6 g,陈皮 6 g,炒薏苡仁 27 g,广木香 6 g,炒谷芽 9 g,炒稻芽 9 g,焦山楂 9 g,茯神 30 g,炒枳壳 6 g,丹参 18 g,徐长卿 18 g,土茯苓 15 g,地肤子 9 g,蔻仁 3 g(后下),14 剂。每日 1 剂,水煎服,分 2 次温服。

[**二诊**] 2022 年 7 月 31 日。

患者月经将临,受冷易便溏,舌苔薄黄腻,脉细弦。

处方:初诊方加延胡索 9 g,继续服用 14 剂。

[**三诊**] 2022 年 8 月 14 日。

患者 8 月 7 日经行,6 日净,量中,大便正常,餐后脘胀,皮肤湿疹有好转,舌苔薄黄腻,脉细。

处方:原方去土茯苓、木香,加川连 3 g,川朴 6 g,改炒枳壳 9 g,继续服用

14剂。

[**四诊**] 2022年8月28日。

纳尚可,大便正常,睡眠可,舌苔微黄,脉细。

处方:藿梗9g,炒白术9g,云茯苓18g,陈皮6g,炒薏苡仁27g,徐长卿18g,土茯苓15g,川朴6g,苦参9g,地肤子9g,丹参18g,炒枳壳9g,生甘草5g,焦山楂9g,14剂。每日1剂,水煎服,分2次温服。

[**五诊**] 2022年9月11日。

月经推迟3日,量偏少,腹痛,无乳胀,手部湿疹尚未结痂,食管段不适,偶有痔疮出血,二便如常,舌边齿痕,苔薄白腻,脉细。

处方:四诊方去广藿梗、川朴,加焦六曲6g,改茯苓18g,山药18g,蔻仁3g(后下),继续服用14剂。

[**六诊**] 2022年9月25日。

大便2日一行,经行腹胀未痛,量少,舌苔薄白,脉细。

处方:葛根27g,当归9g,赤芍9g,桔梗6g,黄柏3g,淮山药15g,生薏苡仁18g,徐长卿18g,丹参18g,生甘草3g,炒谷、麦芽各9g,焦楂、曲各6g,制香附9g,延胡索9g,14剂。每日1剂,水煎服,分2次温服。

[**七诊**] 2022年10月16日。

月经延期6日,乳胀,易怒,舌苔薄白腻,脉细。

处方:六诊方去黄柏、桔梗,加益母草10g,广郁金9g,继续服用14剂。嘱按摩足部太冲穴,每侧5min,每日2次。

按:该患者多病共存,有妇科疾病、皮肤疾病和脾胃疾病,诊治时颇有难度。余莉芳在遇到此类情况时遵从辨证为本,顾护脾胃的原则,在药物的使用上尽量选择对胃无影响的药物,在使用清热类药物时(如土茯苓、黄连等)也较慎重,先从小剂量开始使用,中病即止,防顾此失彼,苦寒败胃之弊。余莉芳注重使用经络学说治疗疾病,对于有疼痛的患者,常予指导相应穴位,嘱患者回家自行按摩,如痛经、乳痛、易怒按摩太冲穴、敲胆经、推肝经;胸闷胸痛,按摩青灵穴;胃脘痛,由家人帮忙按摩背部背俞穴;颈项不适,按摩大椎穴。一来可通过疏通经络,缓解症状,二来通过转移注意力,使患者不过度关注自身不适。

 湿阻病案

胡某,男,36岁。

[**初诊**] 2017年9月14日。

主诉：口臭半年。

现病史：患者近半年来口中异味明显，进食油腻辛辣后加重，无反酸，唾液多，皮肤瘙痒，偶有胃脘部烧灼感，胃嘈，曾行呼气实验阳性，抗幽门螺杆菌治疗时症状好转，停药 1 周后症状反复，舌苔黄腻，脉濡。

既往史：否认其他疾病。

过敏史：否认过敏史。

体格检查：腹软，无明显压痛，无反跳痛。

西医诊断：口臭，消化不良。

中医诊断：湿阻病。

证候诊断：湿热中阻证。

治法：清化湿热，醒脾和中。

处方：藿香 9 g，佩兰 9 g，野蔷薇花 9 g，黄连 3 g，白术 9 g，茯苓 12 g，海螵蛸 18 g，炒薏苡仁 27 g，白豆蔻 3 g，陈皮 6 g，甘草 3 g，14 剂。每日 1 剂，水煎服，分 2 次温服。

[二诊] 2017 年 9 月 30 日。

患者口气好转，夜寐欠安，皮肤瘙痒，舌苔黄腻，脉濡。

处方：初诊方去佩兰，加茯神 15 g，徐长卿 18 g，继续服用 14 剂。

按：本案患者主诉口中异味，唾液多。口臭常由口腔细菌引起牙病，或者胃肠道疾病所引起。胃火灼盛、肺胃郁热、大肠实热、食滞等因素最易导致口臭。本案属湿热中阻所致，因此余莉芳用藿香、佩兰化湿浊之气，藿香味辛，性微温，功效祛暑解表，化湿和胃，主要用于夏令感冒、胸脘痞闷、呕吐泄泻等。藿香其气芳香，善行胃气，辟秽化浊，也为"除口臭之要药"，无论服用或漱口均有效。《汤液本草》云："上焦壅热，饮酒口臭，煎汤漱。"野蔷薇花，味甘酸，性凉，有清暑化湿，顺气和胃功效，是余莉芳除口气的经验用药。

余莉芳门诊患者的病情都比较复杂，在辨证论治的时候，主要抓住患者的主症、舌苔、舌质。若舌脉不一致时，常常舍脉从症、舍脉从舌。余莉芳指出腻苔主湿浊、痰饮、食积，多由湿浊内蕴，阳气被遏所致。舌苔乃胃气所生，脾主运化，胃主受纳功能正常，则舌苔薄白，正常健康。白腻苔主湿浊、寒湿，为脾胃虚弱，湿浊内蕴，气聚上泛所致；黄腻苔主湿热蕴结、痰饮化热，或食积热腐等证。

淋证案

楼某，女，69 岁。

[**初诊**] 2022 年 11 月 30 日。

主诉：尿频尿急 1 年余。

现病史：尿频尿急反复发作 1 年余，劳累后症状加重，西医诊断为"慢性尿路感染"，长期口服呋喃妥因治疗，未能完全康复。有高血压史 10 余年，口服替米沙坦治疗。刻下：尿频，尿急，小腹坠胀，小便不甚赤涩，偶有淋漓不尽，腰酸，神疲乏力，偶有心悸，无低热，晨起口苦，眼睛干涩，夜寐欠佳，易惊醒，大便偏干，1~2 日行一次，纳可，舌红，边有紫气，苔薄白，脉细弦。血压 180/90 mmHg。

既往史：有高血压史，有白内障手术史。

体格检查：腹软，无明显压痛，无反跳痛。

辅助检查：2022 年 11 月 30 日查尿常规正常。

西医诊断：尿路感染。

中医诊断：淋证。

证候诊断：劳淋。

治法：健脾益肾。

处方：生地黄 9 g，淮山药 9 g，山茱萸 9 g，茯神 30 g，女贞子 9 g，墨旱莲 9 g，明天麻 9 g，首乌藤 15 g，决明子 9 g，枸杞子 9 g，灵磁石 30 g，丹参 18 g，生甘草 3 g，酸枣仁 9 g，14 剂。每日 1 剂，水煎服，分 2 次温服。

[**二诊**] 2022 年 12 月 14 日。

患者尿频、尿急减轻，腰酸、神疲乏力、口苦、眼睛干涩改善，小腹坠胀消失，睡眠欠佳，早醒，大便已可，舌脉如前。血压 170/90 mmHg。

处方：初诊方去决明子，加生龙骨 30 g，石决明 15 g，延胡索 9 g，通草 6 g，继续服用 14 剂。

[**三诊**] 2022 年 12 月 28 日。

患者近 3 个月因居住外地，一直按 2022 年 12 月 21 日转方服用，其间尿频、尿急未再发作，口苦不明显，腰酸乏力好转。刻下：睡眠早醒，大便偏干，舌苔薄白，脉细。血压 180/90 mmHg。

处方：上方去灵磁石，加合欢皮 18 g，女贞子 9 g，杜仲 10 g，继续服用 14 剂。

随访：患者症情向愈，以上方药加减出入，连续服药 5 个月后，证情明显减轻，尿频、尿急、小腹坠胀、神疲乏力、心悸、口苦等症状消失，偶有腰酸，纳可，便调，寐安。

按：余莉芳认为，本案患者为老年女性，平素气血虚弱，淋证日久，加之劳力过度，以致脾肾两虚，发为本病。湿浊流恋不去，故小便不甚赤涩，但有小腹坠涨,淋漓不尽,遇劳即发;气血不足,阴不敛阳,致肝阳上亢,出现口苦,眼干,大便干结,血压升高症状;病程日久,气滞血瘀,故有舌下青紫等血瘀之象。徐灵胎评《临证指南医案·淋浊》时指出:"治淋之法,有通有塞,要当分别,有瘀血积塞溺管者,宜先通,无瘀积而虚滑者,宜峻补。"遣方用药以无比山药丸为基础方化裁而成。方中山药、茯苓健脾利湿;地黄、山茱萸、女贞子、墨旱莲、杜仲滋阴补肾;天麻、灵磁石平肝潜阳;决明子、枸杞子清肝明目;茯神、首乌藤、酸枣仁养心安神;丹参活血化瘀;甘草调和诸药。药证相符,终使气血阴阳调和,脾气得升,肝阳得降,病势缓解。

膏方案 1

顾某,男,79 岁。

就诊日期:2022 年 10 月 23 日。

患者近 3 年结肠息肉(多发),3 次摘除,患有胃窦炎,餐后胃胀,原有高血压,口服沙库巴曲缬沙坦钠片,近日血压偏低,2013 年行冠状动脉支架植入术,冠状动脉 60% 狭窄,较前消瘦,血糖值为临界值,有脑腔梗史,曾有一过性脑缺血发作。舌淡红,歪斜,舌底青筋明显,苔薄白,脉细弦。证属心脾肾气虚,血行不畅,拟益气活血,补益脾肾,冬令膏方调治。拟方:

太子参 150 g,麦冬 200 g,五味子 100 g,丹参 300 g,炙黄芪 200 g,当归 200 g,川芎 150 g,生地黄 200 g,淮山药 300 g,山茱萸 150 g,藤梨根 300 g,茯苓 300 g,泽泻 200 g,泽兰叶 200 g,炒白术 200 g,陈皮 100 g,焦山楂 100 g,赤芍 200 g,炒枳壳 100 g,凤凰衣 100 g,海螵蛸 300 g,林下山参粉 6 g,西洋参 100 g,西红花 5 g,猴菇菌粉(猴头菇超细粉)200 g,云芝 200 g,蛹虫草冲饮粉 100 g,鳖甲胶 150 g,龟板胶 150 g,鲜石斛 200 g,元贞糖 50 g,加酒熬膏,塑包装。

膏方服法:每日早、晚各服 1 包,开水调服。

注意事项:凡遇感冒、咽痛、咳嗽、伤食、泄泻,暂停膏方数日。禁食生萝卜和浓茶。

随访:患者服膏方一料后,中脘胀满消除,体重有所增加,血压尚平稳,精神较振。

按:本案乃高年之人,属心脾肾气虚,血行不畅之证,治宜益气活血,补益脾肾之法。膏方以生脉饮、六味地黄丸、消脂保肝饮、四君子汤、四物汤、黄芪当归补血汤加减。方中以太子参、生白术补脾助运,余莉芳认为太子参为清补益气良药,虽补益之力较弱,无大补元气之功,但不易上火,以益气生津为主,多用于心脾气虚、胃阴不足者,且在诸参之中,善益心气,故在临床中遇有脾胃病同时伴心脏疾病时,多选用太子参母子之气同补。黄芪补气力量虽较强,在胃脘胀满这类患者的汤剂中,余莉芳较少使用,而膏方在治病的同时需要补虚,起到冬令进补的目的,所以黄芪常在膏方中使用,但需注意配合理气消导之品,如枳壳、陈皮、山楂、神曲等。余莉芳多年治疗胃病经验,用药海螵蛸抑制胃酸分泌,凤凰衣修复受损黏膜。

膏方中应用林下山参粉配合西洋参,补气养阴力最强;西红花凉血活血,又能降脂;猴菇菌粉护胃;云芝保肝;蛹虫草冲饮粉代替冬虫夏草;鲜石斛养阴护胃效好。膏类的选择:余莉芳养阴清热选用鳖甲胶,一般肾亏选用龟板胶,养血止血选用阿胶,阳虚怕冷选用鹿角胶,价格便宜用黄牛皮胶。该患者血糖处于临界状态,在糖类的选择上,元贞糖既不增高患者血糖水平,又可保持一定甜度调节口感,故余莉芳在糖尿病或血糖偏高患者膏方中多应用元贞糖或木糖醇。

 膏方案 2

濮某,女,48 岁。

就诊日期:2022 年 11 月 6 日。

患者年近半百,时易头昏,夜寐不佳,易嗳气,纳可,大便欠成形,日一次,有子宫肌瘤史,月经先后无定期,量不多,6 日净。舌淡红,苔薄黄,舌底青紫明显,脉细弱。证属脾运失健,阴血不足,心神失养,治拟益气健脾,补益阴血,宁心安神,膏方施治。拟方:

太子参 150 g,炒白术 200 g,云茯苓 300 g,淮山药 300 g,炒薏苡仁 300 g,茯神 300 g,五味子 100 g,夜交藤 300 g,酸枣仁 300 g,灵磁石 300 g,枸杞子 200 g,制首乌 200 g,丹参 300 g,炒谷、麦芽各 120 g,生甘草 50 g,炙黄芪 200 g,当归炭 150 g,生赭石 300 g,陈皮 100 g,林下山参粉 4 g,蛹虫草冲剂 100 g,云芝 100 g,龟甲胶 100 g,东阿阿胶 150 g,猴头菇冲剂 200 g,西洋参 100 g,破壁孢子粉 40 g,饴糖 150 g,野灵芝 100 g,加黄酒熬膏,装缸。

膏方服法:每日早、晚各服 1 匙,开水冲服。

注意事项:凡遇感冒、咽痛、咳嗽、伤食、泄泻、妇人经期即停服,禁用生萝卜和浓茶。

随访:患者服膏方一料后,头晕已除,睡眠改善,大便渐成形,经水量稍增。

按:本案女性患者年近半百,属脾运失健,阴血不足,心神失养,治宜益气健脾,补益阴血,宁心安神之法。膏方以六君子汤、归脾丸为基础方加减。余莉芳在调治妇科疾病时,常注重肝、脾、肾三脏同调,诸药合用滋而不腻,补而不燥,有补肾填精,养血调经之功。患者阴血不足,气机不畅,日久扰及心神,最终导致不得眠,方中茯神、五味子、丹参宁心安神,酸枣仁养血安神,灵磁石潜阳安神,夜交藤滋阴除烦安神,以上药物为余莉芳治疗不寐病的常用药物,其中五味子、酸枣仁具有酸性,在胃病患者中较少运用,而该患者无泛酸之症,故使用无大碍。方中在胶类的使用方面,阴虚、血虚者选用阿胶、龟甲胶滋阴养血。在糖类的使用方面,脾虚阴亏者用饴糖缓中补虚,生津润燥。名贵药材中,如遇功效类似,但价格相差甚远之时,余莉芳常选择性价比较高之品,如蛹虫草有与冬虫夏草相似的药用价值,都有益肺肾,补精髓的作用,但冬虫夏草价格昂贵,故常以蛹虫草代替,既保证了膏方的疗效,又做到量身定制,使膏方价格能够在患者的可接受范围内。

 膏方案3

周某,女,65岁。

就诊日期:2021年11月14日。

患者年逾花甲,神疲乏力,腰膝酸软,有甲状腺结节,胆囊切除,颈动脉壁增厚,易胸闷。舌底青筋,苔薄白,脉细。证属肾气亏虚,血行不畅,治拟益气补肾,活血通络,膏方治之。拟方:

太子参200 g,炙黄芪300 g,丹参300 g,当归150 g,赤芍200 g,川芎100 g,杜仲250 g,川断250 g,肉苁蓉150 g,川、怀牛膝各150 g,酸枣仁250 g,陈皮100 g,茯神300 g,炒白术150 g,云茯苓200 g,炒枳壳100 g,合欢皮250 g,柏子仁200 g,灵磁石300 g,生甘草50 g,葛根300 g,林下山参粉6 g,蛹虫草冲剂200 g,云芝100 g,紫河车100 g,野灵芝100 g,木耳冲剂120 g,西红花5 g,龟甲胶150 g,东阿阿胶100 g,饴糖100 g,加黄酒熬膏,装缸。

膏方服法:每日早、晚各服1匙,开水冲服。

注意事项:凡遇感冒、咽痛、咳嗽、伤食、泄泻即停服膏方数日,禁用生萝卜和浓茶。

随访:患者服膏方一料后,体力精力较前明显改善,腰膝酸软已好转。

按:本案乃花甲之人,因年老体虚,属肾气亏虚,血行不畅之证,治宜益气补肾,活血通络之法。余莉芳注重在辨证施治的基础上,加强顾护脾胃之气。本膏方以血府逐瘀、酸枣仁汤为基础方加减。方中太子参、黄芪为余莉芳膏方中补气药物常用药对,太子参甘微苦平,功能补脾肺心,益气生津;黄芪甘而微温,功能健脾补中,益卫固表。炒白术补脾益胃,燥湿和中,余莉芳经常使用白术这味药,而白术生用和炒用功效有所不同,生白术长于健脾通便,用于通便时,常与枳实同用,即枳术丸;炒白术善于燥湿,健脾止泻功效更强一些,常用于腹泻或便溏者。川牛膝为川产道地药材,有祛风利湿,活血祛瘀,引药下行之功,临床上如遇腰腿酸痛者,余莉芳常用之与怀牛膝配伍使用。

膏方案4

吴某,女,46岁。

就诊日期:2021年12月5日。

患者乳房纤维瘤术后半年余,乳房偶有肿痛,有慢性胃炎、慢性咽炎史,咽干干呕,大便可,月经正常。舌苔薄白,脉细。证属肺胃阴虚,肝气郁结,治拟滋养肺胃,疏肝理气,冬令膏方调治。拟方:

玄参200 g,麦冬200 g,桔梗100 g,广郁金200 g,制香附200 g,延胡索200 g,丹参300 g,赤芍200 g,莪术200 g,石上柏250 g,陈皮100 g,芦根300 g,川百合300 g,焦山楂100 g,茯神300 g,夜交藤300 g,酸枣仁250 g,川断150 g,橘核100 g,橘络100 g,西洋参100 g,北虫草100 g,龟板胶100 g,鳖甲胶150 g,猴头菇超细粉200 g(猴头菇100 g),加酒熬膏,塑包装。

膏方服法:每日早、晚各服1包,开水调服。

注意事项:凡遇感冒、咽痛、咳嗽、伤食、泄泻、妇人经期即停服,禁用生萝卜和浓茶。

随访:患者服膏方一料后,乳房胀痛消除,干呕已除,休息时咽干能缓解。

复诊日期:2022年12月4日。

患者有慢性萎缩性胃炎史,胆囊已手术切除,有慢性咽炎史,有痛经史,月经量不多,乳房有纤维瘤,甲状腺结节,大便成形。舌边有齿印,苔薄白,脉细。证属肺胃阴虚,肝肾不足,治拟滋养肺胃,补益肝肾,冬令膏方调治。拟方:

玄参200 g,麦冬200 g,桔梗100 g,广郁金200 g,制香附200 g,延胡索200 g,丹参250 g,赤芍150 g,石上柏250 g,陈皮80 g,海螵蛸300 g,茯神300 g,芦根300 g,夜交藤300 g,川断200 g,杜仲200 g,葛根300 g,生甘草50 g,凤凰衣150 g,鲜石斛150 g,西洋参100 g,蛹虫草冲剂200 g,猴头菇超细粉200 g,云芝100 g,龟板胶150 g,鳖甲胶100 g,饴糖100 g,加酒熬膏,塑包装。

膏方服法:每日早、晚各服1包,开水调服。

注意事项:凡遇感冒、咽痛、咳嗽、伤食、泄泻、妇人经期即停服,禁用生萝卜和浓茶。

随访：患者服膏方一料后，咽干好转，胃部症状改善，痛经缓解。

按：本案乃围绝经期之妇女，肺、胃、肾均有阴虚之象，膏方以玄麦甘桔汤为基础方加减，余莉芳常用此方治疗慢性咽炎。乳腺纤维瘤多为气滞痰凝所致，第一剂膏方中用橘核、橘络疏肝行气，通经化痰，散结止痛，为余莉芳治疗乳腺疾病常用药对。

患者第二年因服用膏方有效，故来复诊。因有慢性萎缩性胃炎，余莉芳第二次膏方加用海螵蛸、凤凰衣、鲜石斛滋养胃阴，和胃生肌，海螵蛸收敛止血，制酸止痛，是余莉芳治疗胃病有泛酸者的常用药物；凤凰衣为雉科动物家鸡的蛋壳内膜，性温，味甘，入肺经，功效养阴清肺，主治久咳，咽痛失音，瘰疬结核，溃疡不敛，余莉芳常用此药治疗萎缩性胃炎，保养胃黏膜。

 膏方案5

王某，男，48岁。

就诊日期：2021年11月15日。

患者甲状腺多发结节，前列腺增大伴钙化灶，脂肪肝（轻度），甘油三酯偏高（2.96 mmol/L）。舌苔薄白，脉细。证属脾肾不足，痰瘀互结，治拟健脾补肾，化湿祛痰，活血化瘀，冬令膏方调治。拟方：

党参100 g，炒白术150 g，云茯苓250 g，丹参300 g，泽兰叶200 g，刘寄奴300 g，泽泻200 g，生地黄200 g，淮山药200 g，山茱萸150 g，枸杞子200 g，女贞子200 g，制首乌200 g，焦山楂100 g，荷叶150 g，西洋参100 g，北虫草200 g，鳖甲胶250 g，元贞糖60 g，加酒熬膏，塑包装。

膏方服法：每日早、晚各服1包，开水调服。

注意事项：凡遇感冒、咽痛、咳嗽、伤食、泄泻即停服数日，禁用生萝卜和浓茶。

随访：患者服膏方一料后，甲状腺结节无进展，精神可。

复诊日期：2022年12月4日。

患者血糖处于临界值，甲状腺结节稳定，脂肪肝中度，甘油三酯偏高（3.29 mmol/L），血压正常，颈椎病，偶头昏，纳便可。舌质淡红，舌苔薄白，脉细。证属脾肾两虚，痰瘀互结，治拟健脾补肾，化湿祛痰，活血化瘀，冬令膏方调治。拟方：

党参100 g，炒白术150 g，云茯苓250 g，丹参300 g，泽兰叶200 g，刘寄奴

300 g,葛根 300 g,生地黄 200 g,淮山药 300 g,山茱萸 200 g,枸杞子 200 g,女贞子 200 g,莪术 250 g,焦山楂 100 g,荷叶 150 g,西洋参 100 g,蛹虫草冲剂 200 g,桑黄 100 g,云芝 200 g,木耳冲饮剂 240 g,鳖甲胶 250 g,元贞糖 50 g,加酒熬膏,塑包装。

膏方服法:每日早、晚各服 1 匙,开水冲服。

注意事项:凡遇感冒、咽痛、咳嗽、伤食、泄泻即停服数日,禁用生萝卜和浓茶。

随访:患者服膏方一料后,头昏好转,甘油三酯下降。

按:本案中年男性,平素喜食油腻生冷之物,以致影响脾胃运化,痰湿内生,瘀血阻络,致脂肪肝。余莉芳在治疗脂肪肝时重视标本同治,既要祛除瘀邪,又要扶正固本,并尊崇脾喜燥恶湿的特性。膏方以四君子汤、六味地黄丸为基础方加减。方中山楂酸甘,性微温,归脾、胃、肝经,有消食化积,行气化瘀功效;泽兰叶味苦辛,性微温,归肝、脾经,有活血化瘀,行水消肿之功;泽泻味甘淡,性寒,归肾、膀胱经,有利水渗湿,泄热通淋等功效;丹参味苦,性微寒,入心、肝经,有活血化瘀,安神宁心等功效;荷叶味苦,性平,归肝、脾、胃经,有清暑化湿,升发清阳的作用。此五位药物为余莉芳治疗脂肪肝时的常用药物,临床上常根据辨证情况选择使用,其中泽兰叶和泽泻为常用药对。第二剂膏方中加入桑黄,味甘辛,性寒,归肝、肾经,具有活血止血,滋阴补肾的功效。余莉芳认为刘寄奴、桑黄可保护肝脏之功,在肝病患者膏方中经常使用。

膏方案 6

徐某,男,66 岁。

就诊日期:2021 年 12 月 5 日。

患者患有萎缩性胃炎、皮炎、慢性咽炎、口腔溃疡,耳鸣,听力欠佳,大便偏干,睡眠尚可,偶盗汗。舌质偏红,舌苔少,脉细。证属肝肾亏虚,阴虚血热,治拟滋补肝肾,清热凉血,冬令膏方调治。拟方:

生地黄 250 g,玄参 200 g,麦冬 200 g,丹参 300 g,赤芍 200 g,粉丹皮 150 g,徐长卿 300 g,川百合 200 g,知母 200 g,夜交藤 200 g,酸枣仁 250 g,柏子仁 200 g,蛇蜕 200 g,女贞子 200 g,枸杞子 200 g,玉竹 200 g,桔梗 100 g,淮山药 250 g,山茱萸 150 g,芦根 300 g,生葛根 300 g,灵磁石 300 g,五味子 100 g,防风 200 g,川牛膝 250 g,制首乌 200 g,川断 250 g,地骨皮 100 g,生甘草 50 g,林下山参粉 2 g,虫草冻干粉 54 g,鲜石斛 200 g,云芝 200 g,西洋参 100 g,珍珠粉 6 g,猴

头菇超细粉 200 g,鳖甲胶 300 g,木耳超细粉 120 g,元贞糖 50 g,加酒熬膏,塑包装。

膏方服法:每日早、晚各服 1 匙,开水冲服。

注意事项:凡遇感冒、咽痛、咳嗽、伤食、泄泻即停服数日,禁用生萝卜和浓茶。

随访:患者服膏方一料后,大便干好转,盗汗已除,余症平。

复诊日期:2022 年 12 月 11 日。

患者患有萎缩性胃炎、皮炎、慢性咽炎、胆囊息肉、双肾结晶、前列腺增生史,偶咳,口腔溃疡反复,听力欠佳伴耳鸣,纳便可。舌质偏红,舌苔少有裂纹,脉细。证属肝肾亏虚,阴虚血热,治拟滋补肝肾,清热凉血,冬令膏方调治。拟方:

生地黄 300 g,玄参 200 g,麦冬 200 g,赤芍 200 g,粉丹皮 150 g,丹参 300 g,徐长卿 300 g,川百合 200 g,知母 200 g,首乌藤 300 g,酸枣仁 200 g,柏子仁 200 g,蛇蜕 200 g,女贞子 200 g,枸杞子 200 g,玉竹 200 g,桔梗 100 g,淮山药 300 g,山茱萸 150 g,芦根 300 g,生葛根 300 g,灵磁石 300 g,五味子 100 g,制黄精 200 g,川牛膝 250 g,制首乌 200 g,川断 250 g,桑寄生 250 g,杜仲 200 g,生鸡金 200 g,凤凰衣 200 g,生甘草 50 g,林下山参粉 2 g,西洋参 100 g,云芝 200 g,桑黄 100 g,蛹虫草冲饮剂 100 g,鲜石斛 200 g,猴头菇冲剂 200 g,鳖甲胶 300 g,木耳超细粉 120 g,元贞糖 50 g,加酒熬膏,塑包装。

膏方服法:每日早、晚各服 1 包,开水调服。

注意事项:凡遇感冒、咽痛、咳嗽、伤食、泄泻即停服数日,禁用生萝卜和浓茶。

随访:患者服膏方一料后,口腔溃疡未发,耳鸣减轻,无咳嗽。

按:本案老年男性,年近古稀,胃腺体萎缩、便秘、耳鸣、听力下降均为体衰之象。膏方以增液汤、玄麦甘桔汤为基础方加味。增液汤为生津增水之方,以玄参、生地黄、麦冬为主要药物,余莉芳常以此方治疗老年阴虚型便秘。第二剂膏方中增加桑寄生、杜仲、黄精加强补肝肾,壮筋骨之效。徐长卿、蛇蜕、防风祛风解毒止痒,余莉芳认为徐长卿、防风有抗过敏功效,且对胃无刺激,故为治疗胃病并伴有皮肤疾病的常用药物。灵磁石归肾、肝、肺经,能潜阳纳气,镇惊安神,属重镇安神药物,如《本草纲目》中云:"明目聪耳,止金疮血。"能治耳鸣耳聋,也是余莉芳治疗耳鸣的经验用药。猴头菇粉可缓解炎症,健脑益智,健脾养胃,可帮助修复受损的胃黏膜,鲜石斛、珍珠粉也是养阴护膜之佳品,常用于萎缩性胃炎患者的膏方中。

膏方案7

崔某,女,35 岁。

就诊日期:2022 年 12 月 11 日。

患者产后 4 年,其间流产 1 次,月经延期,量中,色常,有小血块,稍有腹痛,乳胀,6 日净,平时易感冒,入冬喉间有痰,色黄白相兼,胃纳可,易胃胀、嗳气隐痛,大便时干时溏。舌淡红,有齿印,中有裂纹,苔少,脉细弱。证属脾胃虚弱,运化失司,气阴不足,治拟健脾和胃,补益气阴,膏方调治。拟方:

潞党参 100 g,炒白术 150 g,茯苓 150 g,陈皮 80 g,淮山药 300 g,海螵蛸 300 g,广木香 80 g,制香附 200 g,延胡索 200 g,炙黄芪 300 g,防风 200 g,桔梗 100 g,浙贝母 200 g,熟牛蒡 200 g,光杏仁 200 g,金荞麦 300 g,鱼腥草 300 g,玄参 200 g,炒谷芽 150 g,炒麦芽 100 g,葛根 300 g,杜仲 250 g,川断 250 g,茯神 200 g,丹参 300 g,赤芍 150 g,赭石 250 g,生甘草 50 g,野山人参粉 6 g,西洋参 100 g,北虫草 100 g,紫河车 80 g,山楂膏 60 g,茯苓陈皮膏 60 g,黄精膏 120 g,鳖甲胶 100 g,东阿阿胶 100 g,饴糖 100 g,加酒熬膏,塑包装。

膏方服法:每日 1 包,开水调服。

注意事项:凡遇感冒、咽痛、咳嗽、伤食、泄泻、妇人经期即停服,禁用生萝卜和浓茶。

随访:患者服膏方一料后,月经量增多,胃脘胀痛消除,大便成形。

按:本案患者乃产后之人,曾有小产史。该患者素有脾虚,脾虚则气血生化乏源,胎失所养,另外月经延后、平素易感、大便溏薄均为脾胃虚弱,运化失司的表现,治宜健脾和胃,补益气阴之法。膏方以六君子汤、玉屏风散为基础方加减。余莉芳认为党参、黄芪合用在治疗妇科疾病中有一定的疗效,可以治疗漏崩,解痉止痛,益气补血,养血调经,安胎养气,育儿生产等。白术味苦甘,性温,有补气健脾,燥湿利水,止汗安胎的功效,余莉芳认为补脾重在运脾,纯用补益,反使脾胃呆滞不运,白术可健脾助运兼燥湿利水,麸炒后止泻作用更佳,为治疗便溏之要药;茯苓有淡渗利湿之功,可达止泻的疗效;山药健脾补肺,固肾益精,此三味药物为余莉芳最常用的治疗脾虚泄泻及大便溏薄的药物。广木香味辛苦,性温,归胆、胃经、大肠、三焦、肺经,能行气止痛,温中和胃;制香附味辛、微苦、微甘,性平,归肝、脾、三焦经,能行气解郁,调经止痛,为余莉芳治疗胃肠气滞疼痛的经验用药。桔梗、浙贝母、牛蒡、杏仁、金荞麦、鱼腥草清热散结,化痰止咳,余莉芳在治疗疾病时常选择对胃肠无碍的药物,防止一病未愈,又有胃肠疾病发生的情况。

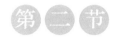

医话医论

一、论君臣佐使

《神农本草经》:"上药一百二十种为君,主养命;中药一百二十种为臣,主养性;下药一百二十种为佐使,主治病;用药须合君臣佐使。"在一个方剂中君药起主要作用,臣药、佐药、使药,根据它们的作用不同进行配合,这就形成了中药配伍中特有的君、臣、佐、使。千百年来,这个组方原则一直被大多医家所遵奉,针对不同性质的邪气,由不同的药物来祛除;针对不同性质的正气虚损,也会用不同的药物来补益,把每一味中药的性味归经、功用主治学精学透,运用到恰到好处,是遣方用药的基础。

二、论中气

清代名医黄元御《四圣心源·劳伤解》中如此描述中气:"脾为己土,以太阴而主升,胃为戊土,以阳明而主降,升降之权,则在阴阳之交,是谓中气。""脾胃中气为肝、心、肺、肾功能的轴心",是五脏生理功能之源。但中气又不完全等同于脾胃之气,脾胃之气从属于中气。清末民初著名白族医学家彭子益,认为"中气"是指"阴阳交合之中点"。东、南、西、北、中五个方位与五行对应,土居中,土对应的是脾脏,因而人体内脾胃居中,其他脏腑居于四方,这是五脏的气的状态。人每时每刻脏腑之运化亦为一圆运动,其中脾胃中气如轴,四维如轮,中气左旋,则肝木、肾水左升,中气右转,则心火、肺金右降,轴轮协同作用,轴运则轮行,轮运则轴灵,两者作用密不可分,共同维系这一圆运动的正常进行。若中气不运,心火炎热于上,肾水封藏于下,肝木郁滞于左,肺金收敛于右,四方的作用各走极端,则内之轴不旋转,外之轮不升降,而不成其一圆运动,故造化遂息,疾病相生。如果人体内脾胃运化正常,带动肝、心、肺、肾各司其职、正常运作,气血精微能循环遍布、濡养周身,那么这个人就可以说是中气十足。反之中气不足,推动乏力,致使脏腑该降不降、该升不升,体内的气血、水液运行紊乱,或呈静止状态,那么人体就容易出现病变。

三、论脾胃为后天之本

李东垣认为："内伤脾胃，百病由生……百病皆由脾胃衰而生。"脾胃有病则饮食失常，四肢百骸、皮肉筋骨无以养，可见神疲乏力，肌肉消瘦，面色少华，纳谷不化，脘腹不适，大便溏泄等症。李东垣《脾胃论》中偏重治脾，叶天士认为胃属戊土，脾属巳土，脏宜藏，腑宜通。人体的后天之本是脾胃，脾胃之气左升右降，阴阳相交是为中气，脾胃不和，脾湿过旺使胃气失降，该升不升，该降不降，会造成多种疾病。脾能升清，胃能降浊，则肝随脾升，肝气疏泄流畅，肾水得以上济，肝、肾不致有病。胃气降，胆随胃降，心、肺之气亦降，胆、肺、心不容易生病。心血得以充养，心火下降，肾水上升，心肾相交，水火济济。胃能纳谷，脾能运化，精微物质到达小肠，上输心肺，营养人体脏腑百骸，糟粕输送到大肠，排出体外。故言脾胃为后天之本非常正确。

四、论脾胃虚弱

脾胃虚弱的人首先会出现脾胃气虚，以运化功能减退为突出症状是本证的特点，表现为面色萎黄，肌肉消瘦，倦怠无力，少气懒言，食少纳呆，脘腹胀满，食后尤甚，大便溏薄或腹泻。脾胃气虚进一步发展，会出现脾气下陷，除上述气虚症状外，尚有气陷症状，脘腹重坠作胀，食后益甚，小腹坠胀，便意频数，经久大便溏泻，肛门重坠，甚则脱肛，子宫脱垂，小便混浊如米泔等均是中气虚甚，不能固摄而下陷的表现。

脾气亏虚不能统摄血液称为脾不统血，在脾气虚的基础上兼见月经过多、崩漏、便血、尿血、肌衄（皮下出血）、齿衄、鼻衄等出血症状。

脾气虚弱进一步发展为阳虚，亦称脾胃虚寒证。在脾气虚证的基础上，尚有腹中冷痛，喜温喜按，口泛清水，大便稀溏，白带量多、清稀，形寒肢冷，舌淡胖，边有齿印，苔白，脉沉细无力等寒象（脾阳虚＝脾气虚＋里寒）。

胃之虚证，虽有气虚、阳虚及阴虚三种，然胃之阳气虚常随同脾之阳气虚出现，而胃阴虚则常独立成证。胃阴不足，胃失濡养，虚热郁于胃中，影响胃纳及和降功能，表现为胃脘嘈杂、隐痛及虚痞，饥不欲食，食后饱胀，口干咽燥，干呕呃逆，大便干结，舌红少津，苔少，脉细数。

脾胃虚弱,脾失运化可形成"内湿"。"脾恶湿"是强调脾的水液运化的功能只能正常而不可失常,一旦失常就形成"内湿"。湿邪内停,必然导致脾胃气机升降枢纽的功能失常。由于脾为阴土,主运化水湿,喜燥而恶湿,对湿邪有着特殊的易感性,还易"外湿"引动"内湿"。水湿之邪易伤阳气,又有黏滞特性,所以湿邪侵袭人体,常先困脾,使脾阳不振,气化受损,运化水湿失司,从而导致水湿停聚,这就是外湿引动内湿的机制。"脾恶湿"的第二层意思是脾运化水液功能的另一种方式表达。所谓运化水液,是指脾对消化饮食物中水液的吸收和输布作用。将胃肠输送来的水分,可以在肺的宣降和肾的气化作用下,分别化为汗和尿排出体外。脾气健运,既能使体内各脏腑组织得到水液的充分滋润,又能防止多余水液在体内停滞,从而维持体内水液代谢的平衡。如若脾失健运,则运化水液的作用减退,水液的吸收、输布障碍,必然导致水液停滞。若留滞的水液弥漫体内则生湿邪,水液凝聚体内则为痰饮,水液下注肠道则为泄泻,水液泛滥肌肤则为水肿。这就是脾虚生湿、脾虚生痰、脾虚泄泻、脾虚水肿的机制所在。

胃喜润恶燥,是指胃当保持充足的津液以利饮食物的受纳和腐熟。胃的受纳腐熟,不仅依赖胃气的推动和蒸化,亦需胃中津液的濡润。胃中津液充足,则能维持其受纳腐熟的功能和通降下行的特性。胃喜润而恶燥,故其病易成燥热之害,胃中津液每多受损。所以在治疗胃病时,要注意保护胃中津液。即使必用苦寒泻下之剂,也应中病即止,以祛除实热燥结为度,不可妄施,以免化燥伤阴。在使用理气止痛等香燥之药时也应注意配伍生津润燥之品。

五、论脾胃不和

脾胃同居中焦,互为表里,两者同为气血生化之源、后天之本,在饮食物的受纳、腐熟及水谷精微的吸收、转输等生理过程中起主要作用,从而水谷纳运相得、气机升降相应、阴阳燥湿相济。其中脾胃不和证是指由脾运不健,胃纳不化,升降不利所致的证候。临床主要表现为神疲乏力,少气肢倦,脘痞隐痛,纳呆嗳气,大便稀薄,面色萎黄,舌淡苔白,脉缓细弱等,此证多见于胃脘痛、胃痞、腹痛、泄泻、郁证、劳淋等病症。

常用处方半夏泻心汤,由姜半夏、淡干姜、条黄芩、小川连、潞党参、大红枣、炙甘草组成,出自《伤寒论》。全方七味,适用于以脾寒胃热为基本病机,升降不利为阶段病机的痞满、泄泻、不寐等急、慢性疾病。该方以制半夏为君药。半夏,一是取其辛温散结之性,以散寒热、湿热之郁结;二是取其和胃降逆之性,以降胃气之上逆。半夏得阴而生，有"五月半夏生"之谓，而"夏至一阴生"，故半夏顺应阴气萌芽、渐长之性，张元素谓其"阴中阳也"，有交通阴阳之妙。臣以淡干姜之辛热以温中散寒，条黄芩、小川连之苦寒以泄热开痞。其中，姜、夏相伍，升中有降，辛散而不致无度，且能发挥半夏入阴之性；芩、连、夏相伍，苦寒而不致败胃；四药合用，具有寒热平调、辛开苦降之用。佐以参、枣，甘温益气，健运中州，与半夏相伍，消补兼施，以合"脾宜升则健，胃宜降则和"之意。使以甘草，调和诸药，与姜、枣相伍，辛甘化阳，以助脾运。全方七味，辛开苦降，寒温一炉，攻补兼施，为脾胃不和，寒热错杂之第一方。

《素问·太阴阳明论》云："饮食不节，起居不时者，阴受之。阴受之则入五脏，入五脏则满闭塞。"有些患者长期饮酒，徒伤脾胃，以致湿遏脾阳，热阻中宫，脾胃升降不利，故胃脘痞满、嘈杂，酒后或作或剧，而腹部喜揉喜温。同时，湿阻肠络，气机阻滞，则大便黏腻不畅；肝胃不和，痰扰心肺，则喉如痰塞、心悸不宁。其中，脾寒胃热为基本病机，肝胃气滞为兼夹病机。治当半夏泻心汤辛开苦降，木香、厚朴、槟榔、决明子、砂仁粉化湿导滞，葛花、枳椇子解酒。如若因饮食生冷致肠鸣腹泻，胃脘痞满，此寒热夹杂为基本病机，脾阳不振为阶段病机之候，可以半夏泻心汤为主，并辅以小建中汤、香砂六君子汤等方，标本兼顾，诸症亦减也。

六、论治病求本

在临床的跟师过程中，笔者发现余莉芳门诊的患者，病情多比较复杂，常常有很多主诉，但是余莉芳认为辨证要抓住关键。脾胃病证属本虚标实，本于脾虚，实为胃气壅滞；其病位在胃肠，与五脏相关；饮食不节、感受外邪、情志不畅是脾胃病的主要病因；脾失健运、胃失和降、肝气横逆，中焦气机失于通畅为基本病机。余莉芳主张脾胃病宜用药平和，拟方以寒不抑阳、温不伤阴、润不滋腻、补不碍脾为原则，力求刚柔相济，升降和调。脾胃病多见胃脘疼痛、脘痞腹胀、呕吐吞酸、纳呆便溏等主要表现，以中虚失运、肝胃不和、脾胃湿热三证最为多见，临床亦多从此三证辨治。健脾以运为上，故在健脾药中常加少量白豆蔻、藿香、佩兰以醒脾；益胃以通为补，故于滋阴药中加入少许陈皮、枳壳、厚朴以开胃；疏肝不忘和胃，故常以四逆散合四君子汤为基础方；理气先防伤阴，故理气药等用量不宜过大且疗程不可过长。对于胃有湿热之证，可适当加用清热化湿之黄连、黄芩、连翘、蒲公英等；久病者常加丹参、郁金、香附以活络；病情稳定之后多用六君子汤加减以健脾助运，除湿化痰，防止反复。同时主张药补不如食补，每每嘱患者饮食调养,告诫患者须调畅情志,注重心理治疗。

健脾胃,首选四君,余莉芳指出"久病多虚",脾胃病大多病程迁延反复,其发病之本为中焦虚弱,其标是湿阻气滞血瘀。《金匮要略》曰"四季脾旺不受邪",治脾当以扶正固本为主。余莉芳最常用四君子汤加减来治疗脾胃气虚诸症。胃纳欠佳,食则腹胀者,此虽属胃气亏虚,却不可单用健脾,宜先予陈皮、谷麦芽等醒脾开胃,湿重的用藿香、佩兰、苍术等化湿调气机,之后再行补气,以防虚不受补。中气下陷伴见腹胀呕吐者,多为脾胃升降失调所致,其本于脾虚气陷,不可单用升提,亦不可降胃太过,应在以柴胡、党参、白术等升补脾气的同时配用半夏、陈皮、苏梗等和降胃气,使得脾升胃降,症状自会缓解。脾主健运,肝主疏泄,肝失疏泄横逆犯脾可致脾虚,故余莉芳强调扶土必先抑木,常以四君子汤合用四逆散以健脾柔肝,或在健脾方剂中加用郁金等疏肝柔肝之品。

脾胃为气血生化之源,脾胃亏虚日久,胃壁失养,镜下可见黏膜变薄及腺体萎缩。余莉芳认为,此脾胃亏虚是本,血瘀痰浊为标,治疗应以健脾养阴为主,经常使用四君子汤为基础进行加减。伴有出血糜烂者,用白及、裸花紫珠颗粒等止血;伴萎缩性胃炎者,多用沙参、麦冬等养阴益胃;如腺体萎缩伴有血管不清、糜烂及点状出血者多为热毒血瘀,还应加用连翘、蒲公英、藤梨根以清热化瘀;病理诊断肠上皮化生者,加用白花蛇舌草、莪术、刘寄奴或平消胶囊等解毒散结。

七、慢性胃炎合并焦虑抑郁的中药治疗

慢性胃炎和焦虑抑郁是现代人常见的疾病,中药治疗有很好的疗效。中药治疗焦虑抑郁的作用主要有以下几点:① 调整情绪:中药可以通过调整身体的气血、阴阳平衡,改善患者的情绪,缓解焦虑抑郁的症状。② 改善睡眠:患者常常因为焦虑抑郁而导致失眠,中药可以改善睡眠质量,让患者恢复正常的睡眠。③ 促进胃肠功能:中药可以通过改善患者的胃肠功能,减轻消化不良、胃痛等症状,提高生活质量。④ 调节免疫系统:中药可以通过调节免疫系统,提高患者的免疫力,预防疾病的发生。总之,中药治疗慢性胃炎合并焦虑抑郁症状是一种有效的治疗方法,根据中医理论,慢性胃炎属于中焦病,与脾胃失调有关;而焦虑抑郁则与肝气郁结、心脾两虚等有关。因此,中药治疗应以调理脾胃、疏肝理气、养心安神为主。常用的中药方包括四君子汤、六君子汤、香砂养胃汤、柴胡疏肝散、归脾汤、酸枣仁汤、柏子养心汤等。此外,针灸、推拿等中医疗法也可辅助治疗。针灸可以调理气血,缓解胃痛、腹泻等症状;推拿则有助于调节情绪,缓解焦虑抑

郁。需要注意的是,中药治疗需要根据患者情况进行个体化调配,避免过量使用或使用不合适的药材。同时,患者还需注意饮食调理、保持良好的作息习惯,以达到治疗效果的最大化。

八、饮食调养在脾胃病治疗中的重要性

"调其饮食,适其寒温"始出自《难经·十四难》,"损其肺者,益其气;损其心者,调其营卫;损其脾者,调其饮食,适其寒温;损其肝者,缓其中;损其肾者,益其精,此治损之法也"。这是中医关于五脏之损治则最早的记载。其中对于脾损并非单以补治之,而是强调调其饮食,适其寒温,此原则不只限于脾损,对于脾胃的调理也有诸多启示。

无节制的饮食是伤害脾胃的最多最常见的病因。"饮食自倍,脾胃乃伤。"嗜酒、过饱、过食肥甘厚味及不洁的饮食,无规律的饮食均易伤及脾胃,引起食滞、湿阻、气滞等,而食滞、湿阻、气滞日久均可化热。酒性本身即"气热而质湿",气滞也是水湿停聚的重要因素,肥甘厚味极具生湿助热的特性。可见诸多饮食不节因素均可成为脾胃湿热证形成的病因,胃虽喜润恶燥,但脾胃湿热的形成与胃也有直接的关系。食物先由胃纳,临床常先见胃纳失常的症状如胃脘痞满、纳呆、恶心等。脾与胃共为中土,生理上协调合作,共同完成纳化功能,病理上互相影响,所以湿热证与胃的关系密不可分,故称脾胃湿热证。

寒凉的食物容易伤害脾胃,导致脾胃功能失调,出现脾胃病症状。因此,在脾胃病治疗中,调节饮食的温度是非常重要的。温性食物可以促进脾胃运转,增强脾胃的消化吸收功能,有助于缓解脾胃病症状。常见的温性食物包括姜、葱、大蒜、牛肉、羊肉、鸡肉等。这些食物不仅能够提高人体的代谢能力,还能够温暖身体,增加血液循环,有助于改善人体的免疫力。除了温性食物,脾胃病患者还应该少吃寒凉的食物,如西瓜、李子、柿子、梨子等。此外,还应该避免食用过酸、过甜、油腻、辛辣、生冷等食物,以免刺激脾胃,加重脾胃病症状。

脾胃为人体重要器官,受纳水谷、运化气血、传化精粕,若饮食寒热不当,或风、寒、暑、湿、燥、火任何一气偏盛,均可损伤脾胃,脾胃受损,当调节饮食,顺应时令,适宜寒温,临证当详细审辨。李东垣根据所伤外邪之不同,立有不同药方,配有不同加减,充分体现了审因论治,辨证论治之观点,可参照学习。其根据脉象变化以测知为何种外邪所伤,又根据所伤外邪不同立不同治法。但在祛除风、热、湿、燥、寒邪的同时,又重视保护脾胃,选方用药除具苦、酸、寒、热等药性气味

之外，又以甘味药顾护脾胃，扶正以祛邪，乃不失调理脾胃之宗旨。后又强调，虽立常道，如变则更之，提示临证当灵活掌握，勿机械教条，盲目套用。

九、对李东垣阴火论的认识

李东垣作为金元四大家补土派的代表人物，在其多部主要著作《脾胃论》《内外伤辨惑论》《兰室秘藏》《医学发明》中，提出了阴火的概念，并将其用于病理的阐述。他详细地讲述了阴火的不同表现形式，有时指出心火、相火属于阴火的范畴，有时则将阴火的虚实落实在不同的脏腑上，以指导治疗和用药。

李东垣为了准确描述人体生理之火，运用阴阳学说将其分为阴火和阳火。这是基于《黄帝内经》中将生理之火称为"少火"，并根据阴阳之中的阴阳再次分化，将属于人身阳气的生理之火进一步分为阴火和阳火。东垣在《脾胃论》中引用《黄帝内经》原文"阳气者，若天与日，精则养神，柔则养筋"来支持他的立论，以区分阳气精和柔之不同作用。因此，将生理之火再分为阴火和阳火是符合阴阳学说的阳中有阴现象的。

他在《内外伤辨惑论》中提到："阳火之根，本于地下，阴水之源，本于天上。"水和火被视为阴阳二元论的代表，从生理学角度来看，人体内存在着无处不在的阳气。各个脏腑都有自己的火，这种火主要表现为各个器官的生理功能活动。在正常情况下，阴火和阳火的生理区别并不重要，因为它们都属于人体内的阳气，同时也是少火的一种表现。它们共同发挥温煦作用，突出强调人体内的阳气和元气。

他将人体病理中的火分为阴火和阳火，并将其称为"壮火"。这些火都会消耗元气，被他称为"元气之贼"和"七神之贼"。在《脾胃论·饮食劳倦所伤始为热中论》中，他指出心火是阴火，起源于下焦，与心脏相连。如果心脏不稳定，相火就会代替它，并且与下焦的包络之火一起，成为元气的敌人。在《脾胃论·安养心神调治脾胃论》中有：《素问·灵兰秘典论》曰"心者，君主之官，神明出焉"。任何怒气、忧伤、悲哀、恐惧都会损耗元气。阴火的强烈燃烧是由于心脏的凝滞和七情不安。心脉是神的居所，如果心君不宁，就会转化成火，而火就是七神之贼。他所提到的"元气之贼"所指范围广泛，包括了内外伤因素所导致的各种邪火，如实火、虚火、郁火和君相邪火等。为了更好地指导临床治疗，东垣采用了以阴阳为纲的分类方式，以便更准确地区分这些邪火的来源和虚实情况。

根据《素问·调经论》的启示，我们可以将发热分为阴火和阳火两种类型。

阴火是由饮食居处等内在因素引起的发热,而阳火则是由风、雨、寒、暑等外在因素引起的发热。这种区分有助于准确诊断由六淫之邪引起的外感病和由内伤饮食劳累引起的发热。因此,在医学著作中,阴火的概念逐渐形成并得到广泛应用。东垣在《内外伤辨惑论》中也对阴火和阳火进行了详细的分析和鉴别,指出"阴阳之证,不可不辨也"。

因此,阴火是一种致病性的"壮火",由饮食劳倦、七情所伤导致。它引起脾胃虚弱、气血阴阳不足、脏腑功能失调、阳气浮动,以及君火、相火、虚火、实火、郁火等多种火热状态。虽然阴火涉及心、肝、肾等脏腑内生火热,但不能简单地用某一种火代替阴火。在《脾胃论》《内外伤辨惑论》《兰室秘藏》《医学发明》四书中,"阴火"一词共出现43次,其中明确指阴火为心火、肾火、脾火、胃火、肝火、肺火、经脉之火、五志化火、实火、虚火等,这些火都是由饮食劳倦、七情所伤引起的内伤之火。

阴火致病大致有如下途径:当人体的脾胃内部受到损伤,导致气血不足,营卫失调,从而使得表里之气无法相互连接。如果饮食不当,偏好冷食,那么就会阻碍阳气的通行,从而导致火在体内积聚。由于阳气无法顺畅地流通,身体的气机也会受到影响,这就是"胃虚过食冷物,抑遏阳气于脾土"的原因。脾胃的虚损会导致阳气无法上升,精微无法流通,从而产生湿浊的变化。这些阻塞的地方必然会有伏阳存在,"五脏禀受气于六腑,六腑受气于胃",如果胃的功能不足,那么胆和小肠就无法产生足够的温热生长之气,这些功能不足的物质就会滞留在血脉中,引起热病。脾胃气虚会导致津液不足,进而引发燥热,使心火上攻,导致口干咽燥;同时,营血亏虚也会加重心之阴火的亢盛,造成血虚。此外,脾胃虚弱也会导致血虚的发生,因为津液不行,无法滋养血脉,而脉中则充斥着火气。营血大亏,营气沉降,阴火则更加炽盛。这些都是血虚津枯化火的表现。当脾胃气虚时,身体无法将水谷的营养物质消化吸收,导致精气无法上输于肺,反而下流形成湿浊,这些湿浊会郁结在身体内部,引发内热,就像是谷气被阻塞而无法顺畅流动,水谷之湿也会转化为热。此外,脾胃气虚还会导致湿气下流至肾,阻塞肾间,进而引起阴火上冲的现象。情绪不稳定、焦虑、恐惧等心理因素也会导致阴火(心火、相火)的产生,进而影响人体气血的正常运行。此外,劳累过度、营养不良等身体因素更会加剧阴火的发生。阴火的存在会导致气血运行受阻,使得身体出现气滞、气逆、湿热、上火等病理状况,影响脏腑功能的正常运转。

阴火证的临床表现主要包括脾胃气虚和火热亢盛两种证候群相互交替,其中脾胃气虚表现为身体虚弱、消化吸收功能障碍等症状,如发热、肢体沉重、怠惰嗜卧、气短乏力、精神衰弱、头痛眩晕、大便泄泻等。《脾胃论·脾胃虚实传变论》中指出：脾胃受损，全身失调，初期症状表现为全身发热、头痛、眩晕、肢体沉重、四肢无力、倦怠、乏力等。这是由于热邪所伤，元气无法正常运转，因此出现四肢乏力的情况。阴火引起的热盛表现多种多样，李东垣曾提到过一些症状，如口渴难忍，烦躁不安，肌肉发热，不想脱衣服，脉洪大；还有四肢烦热，肌肉灼热，似烧似灼，让人触之如烙印，尤其在阳气旺盛的时候更加明显；还有口干舌燥的虚热，以及寒热不齐的症状，平时体寒的人也可能会突然发作躁热，手心比手背更加炎热。阴火的形成是由于脾胃虚弱、元气耗损和虚阳亢奋等因素共同作用。因为"火和元气不能兼得，一方胜出必然导致另一方受损"，所以一旦阴火产生，它可能会对心、肾等多个脏腑的功能造成混乱和影响，从而导致"脾胃一伤，五脏六腑相互干扰"。例如，阴火上升到肺部，可能会导致气息紊乱、烦热、口渴和脉搏强烈；阴火损伤阴血，那么心脏就无法得到充分的滋养，从而导致心神不宁；肝火和心火一起作乱，就可能导致胸腹疼痛、口苦口干、寒热交替和呕吐等症状；肾中有隐伏的火，就可能导致焦躁不安、下肢无力、脚底隐痛等症状；阴火攻击冲脉、任脉和督脉，就可能导致面部火热、头痛、颈项僵硬、焦躁不安、五官九窍积热等症状。

李东垣针对脾虚阴火所致的热中证，提出了治疗方案，甘温除大热法，同时补中益气。他创制了两个方剂，一个是补中益气汤，另一个是补脾胃泻阴火升阳汤。他强调，对于内伤不足的病症，不要将其误认为是外感有余，否则泻之只会更加虚弱。治疗时应该选用甘温药物，补中升阳，同时用甘寒药物来泻火，这样才能治愈病症。他在两个方剂中都使用了黄芪、人参、炙甘草、升麻、柴胡等药物来补气升阳，但是前方还兼有养血理脾的作用，后方则兼有清热燥湿的作用。

十、气滞、气郁、气结的区别

1. **气滞** "滞"一词最初指水积留不通，后来引申为任何不流通、停滞、运行不畅的情况，都可以称为滞。在《辞海》中，"滞"被注释为"不流通"，并引用了《淮南子·时则训》中"流而不滞"的句子作为依据。由于水和气之间存在密切关系，因此用描述水流障碍的"滞"字来说明气的运行障碍，称为"气滞"。因此，气滞的概念是指体内气的运行不畅，在某一部位产生阻塞的病理现象。

气滞可由饮食邪气，或七情郁结，或体弱气虚不运所致；或痰、湿、食积、热郁、瘀血等阻滞，影响到气的流通；或因脏腑功能失调，如肝气失于疏泄、大肠失于传导等,皆可形成局部或全身气机不畅或郁滞,从而导致某些脏腑、经络的功能障碍。其临床表现以疼痛、闷胀为主要特点,但由于气机阻滞部位不同,又可表现出许多不同的症象。尤其肝、脾两脏,出现气滞的症状较为多见,肝郁,最常见的是受情绪的影响,或者身体脏腑功能紊乱导致肝失疏泄,而出现两胁胀痛、胸闷、烦躁、焦虑、抑郁等病症,或者由此而出现月经不调、小腹胀满疼痛等病症,或者影响脾胃的功能,气机升降失常,从而出现恶心、胀满、排便困难等症状。很多临床调理肝、脾的方药,大部分的药物也是以行气调畅气机为主,这一类在临床上有广泛的应用。肝气郁结,脾胃气滞,也容易导致气血的运行不畅,或影响脾胃气血的生成,生化乏源,精微物质吸收不足,而导致气血不足,出现身体困重乏力、面色苍白等症状,所以在临床上补益气血的药物,多须适当的配伍理气、行气等药物使用,能够改善气血的流畅,有助于体虚相关的症状改善。气滞久而不解,由于气不行血导致血行不利而产生瘀血;由于气不布津导致津液运行不畅而产生水湿痰饮。这两者是其主要发展趋势。

2. 气郁 "郁"通"鬱",其义本指植物繁盛之貌,如《诗·秦风·晨风》有"鬱彼北林"句。此外还含忧郁之意,如《吕览·侈乐》有"乐愈侈而民愈郁、国愈乱"句。一些与"郁"字相合的词其意多与情志变化有关,如"郁伊"为忧伤沉闷之意;"郁陶"为思念、喜而未畅之意;"郁悒"为苦闷之意,等等。

从以上与"郁"字有关的字、词含义看,"气郁"当指"肝气郁"而言。因为肝类木,喜条达而恶抑郁,主疏泄、调畅气机而保持情志调畅,肝气郁抑则多现情志症状,相反情志不遂亦常致肝郁不舒,两者互为因果。因此,用"郁"字来说明肝气不舒。"气郁"一词始见于《丹溪心法》,为该书卷三所论"六郁"之一。戴元礼为之注云:"气郁者,胸胁痛,脉沉涩。"脉涩示气滞,胸胁痛示气滞在肝,盖肝位胁下,其经布胸胁,肝气郁抑不舒,病在里,故见沉脉。戴注可证"气郁"与肝关系极密。这正是《中医学基础》教材不专提"气郁"而把一词拆为两字放在"肝气抑郁""肝气郁结"和"肝郁化火"三个术语之中的道理所在。据此,可以认为"气郁"和肝密切相关,其实质就是"肝气郁"。所以《简明中医辞典》才解释为:"气郁即气机郁抑不畅,由于情志郁结,肝气不舒所致,症见胸满胁痛,脉象沉涩,治宜疏肝解郁。"

情志不遂、郁怒不解是"气郁"的主因,其病部位在肝,其病机为肝气郁抑不舒而失疏泄,其临床表现以情志抑郁,易怒,多疑敏感,胸闷苦太息,胸胁、乳房、少腹胀痛为常见症状,其中情志症状,为其所特有。"气郁"久而不解亦可导致血瘀和津停,但此血瘀为患主要表现在月经不调、痛经或少腹症瘕积;此津停主要表现在津聚成痰、痰气互结,形成瘿瘤或梅核气。此外,气郁久还可化火,此火为患主要表现在上炎头面、炼液为痰、伤阴动血三方面。津停、血瘀、化火三端是"气郁"的主要发展趋势。

"气郁""肝郁不舒""肝气抑郁"，从上文所述可以认为此三者是同义语。应当指出的是，它们与"肝气郁结"在程度上、临床表现上是有区别的，不能混为一谈。"肝气郁结"的临床表现除见上述症状外，还应兼见一些有形的病变如"梅核气""瘿瘤"等。正如《中医学基础》教材"肝气郁结"的临床表现为："情志抑郁，易怒，胸闷而善太息，胸胁或乳房、少腹胀痛，痛经，月经不调，脉弦。或咽中如梗，吐之不出（称为梅核气）；或见颈项瘿瘤，或见腹症部癥瘕。"由此可见肝气郁后加一"结"字，并不是为了美丽词藻、读来上口，而是有其所指病理内容的。考"结"字本指用线绳等物打结编织之意，如《易·系辞下》有"上古结绳而治"之句。引申理解凡凝固凝结、屈曲盘结者均有"结"意存焉。医学上应用"结"字多与有形者相连，如"燥屎内结""结核""结石"等。所以，肝气郁结的"结"字并非虚设，而是实指"瘿瘤""梅核气"（患者自觉有形）、腹中"癥瘕"等有形病变而言。"肝气郁结"是"肝气郁抑"的发展，两者有关而有别，故不能等同互指。

3. 气结　《素问·举痛论》指出"思则气结"，《阴阳应象大论》指出脾"在志为思""思伤脾"。据此，"气结，指脾气郁结"（《中医名词术语选释》）。可见思虑过度是"气结"的主因，"脾"是其主要病位，脾气运化不利是其主要病机。其临床表现可见食欲不振、脘腹胀满、便溏乏力，或见湿聚、食积等有形病变的症状。"气结"久而不解可导致脾胃运化、受纳腐化功能低下，气血化源不充而使气血津液虚亏。这是其主要发展趋势。

4. 三者的异同与联系　气滞、气郁、气结之间的区别，从上文所述的各自成因、病位、临床表现和发展趋势比较中不言自明，故无庸赘言。

三者相同之处，亦仅简要提示如下，但应注意同中有异。从总的方面说，三者均属"气"的运行障碍所表现出的病理过程；从病因看，虽"气滞"成因广泛，但与"气郁""气结"一样，亦有情志异常因素在内；从临床表现看，疼痛、胀满是其共同见症；从病变过程看，初起均为无形之气病，进而均可累及有形之津血为病。

"气滞"可括"气郁""气结"在内。因为"气滞"可由各种原因引起，它可以在多个脏腑或部位发生，从而表现出多种气机阻滞运行不畅的证候，所以"气滞"较另两者所括范围广泛。因此，气滞在肝，则为"肝气郁抑"（气郁）；气滞在脾，则为"脾气郁结"（气结）。此外，"肝气抑郁"和"脾气郁结"既可分别波及其他脏腑或相关部位，又可相互影响，从而产生多种"气滞"证。这些便是三者的主要联系。

十一、问诊的注意事项

笔者长期抄方发现，余莉芳十分重视舌诊、胃镜病理报告，强调对女性患者尤必问经期。问诊时将以上三者相互结合对精准的辨证诊治有非常重要的作用。

余莉芳认为舌诊是望诊的重要组成部分，在脏腑中，尤以心和脾胃与舌的关系最为密切。舌为"心之苗""脾之外候"，而舌苔由胃气之熏蒸。舌体的血络最丰富，与心主血脉的功能有关，舌象首先可反映心的功能状态。心为五脏六腑之大主，主宰全身脏腑气血的功能状态，所以心的功能状态反映了全身气血的功能状态。舌象的变化直观地反映病情变化，若出现证、舌脉不符时，往往舍脉从舌、舍证从舌。余莉芳认为舌色淡红多为气血调和之象；若舌质红、少津，多属胃阴亏虚；若舌淡，有紫气，多为心脾气血亏虚，血脉不和；若舌质暗红或青紫，多提示气滞血瘀重症。慢性萎缩性胃炎患者若舌体胖大，边有齿痕者，多为脾胃气虚，水湿内停；舌体瘦小，多属脾胃气虚，阴液不足，舌体失养。舌苔薄厚显示病邪的浅深，舌苔的颜色区别寒热之象。舌苔薄白，则为胃气充盛之象，提示疾病轻浅；舌苔厚腻苔，则为脾胃失健，胃气壅滞之象，也就是平时所说的消化功能下降；苔黄者为湿热焦灼，苔白者为气虚或寒湿阻滞。另外，余莉芳认为患者舌苔白腻或黄腻，应用一般芳香化湿、清热利湿，健脾化湿中药效果不佳，病程迁延伴有情绪低落、焦虑不安、烦躁失眠、兴趣丧失等，为抑郁焦虑状态的舌相表现，进行抗抑郁焦虑治疗后苔腻会迅速化解。

余莉芳重视胃镜下表现及病理与证型关系。如胃黏膜苍白红肿不明显者，多见脾胃气虚证；胃镜下伴胆汁反流者，多见肝胃不和，胆胃气逆证；胃黏膜红肿、糜烂，以热证多见；肠化、不典型增生及胃黏膜隆起，多见瘀血阻滞；胃黏膜粗糙、血管网显露，多见胃阴亏虚证。

余莉芳重视女性的月经情况。《女科经纶》说"妇人经水与乳，俱由脾胃所生"，可见月经的产生与脾胃密切相关，而月经的病理变化，也能体现脾胃功能的强弱及气虚之盛衰。余莉芳认为月经提前，多为血热或气虚；月经延后，是为血虚、气郁或寒证；经期错乱，多为肝气郁滞。经色淡，为气血亏虚；经色深、黏稠，多为热证。月经有血块，多为瘀血。月经量要结合颜色、质地判断气虚真实情况。月经量少，色淡，为气血亏虚证；经量少，色深或有血块，多为血瘀或痰湿证；月经量多且色淡，质地稀，为气血亏虚之象；经量多，色深黏稠，为热证。在临床上，问女性月经，对脾胃病的辨证具有十分重要的提示意义。

十二、药物及剂量的随证加减

跟师抄方的时候,余莉芳常提醒我们反复发作的脾胃病多为慢性病,其疗程长,迁延不愈,该类患者久病虚实夹杂,胃气受损,不耐大补,不耐攻伐,因此用药要精炼,药味不可过多、剂量不可过大。如余莉芳在应用理气药如香附、陈皮、木香、郁金、苏梗等药物时一般用量均在6～9 g,理气药性味偏燥,用量过大或过久也容易损耗胃阴;清热药如黄连一般3 g,黄芩、知母6～9 g,防止寒凉伤脾;养阴药如麦冬、生地黄、玄参、北沙参等用量不超过9 g,以免养阴太过滑肠;健脾药物,白术、茯苓、山药等一般剂量也在9～18 g;补气药物如生黄芪、党参、太子参应从小剂量开始,一般6 g左右,以免补气太过上火或使气机壅滞;燥湿化痰药如半夏、厚朴、藿香等一般6～9 g。由于临床一般患者2周进行复诊,使用此类药物过度可导致胃阴受损,常嘱咐患者自己观察症状改变,比如是否口干、大便干等,如果出现这种情况,可自行把药物减掉,做到时时调整。

余莉芳也常提醒,既然疾病病机明确,治疗原则与方药都已确定基本方向,因此,在治疗有效、病情稳定的情况下,患者复诊时方药不宜变动太大、太多,经常对复诊患者药物加减1～3味。余莉芳认为变动太大则不易观察药物疗效,不利年轻医生临床经验的积累。而对于一些慢性脾胃功能紊乱且长期服用药物的患者,如果在治疗过程当中,出现了一些突发的病症,比如感冒、咳嗽、急性胃肠炎等,需要药物治疗的,可暂停原来方药,对其新发的疾病先进行治疗,待病情稳定后,再继续原有慢性疾病的治疗。

十三、理气药的使用

笔者在临床抄方中发现,余莉芳在脾胃病辨证论治的基础上,特别重视理气药的运用,认为"脾升则健,胃降则和",认为慢性胃肠病,饮食、劳累、情志等因素均可导致脾胃虚弱,"脾升胃降"之功能失调,中焦阻滞日久可致痰、湿、瘀等,进而使胃气失于通降,胃气阻滞,从而出现痞满、脘痛、嗳气、纳呆、食后症状加重等症,故胃气阻滞十分常见,理气非常重要,理气可以调畅气机,临床运用十分频繁。余莉芳对理气药物进行了不同分类,归纳如下。

1. 和胃理气药 如陈皮、佛手、香橼、枳壳。此几味药物作用比较轻,余莉芳临床常用的以陈皮、枳壳为多,认为佛手虽然理气不伤阴,但性味酸性,少用于胃酸、烧心,多用于萎缩性胃炎缺酸者;香橼因其口感较差,也少用;枳壳适用于大便正常或便干者。

2. **健脾理气药** 常用的有木香,对于肠鸣腹泻腹痛者效果比较好,临床比较多用,而乌药较少用。余莉芳认为乌药性味辛温,有行气止痛的作用,多用于少腹冷痛、尿频者(缩泉丸)。

3. **疏肝理气药** 用于肝胃不和,肝脾不调证。余莉芳重新分类认为,郁金、香附、延胡索、青皮、八月札、川楝子可疏肝理气。八月札性味寒凉,用之非常谨慎,怕其伤脾胃;青皮多用于下腹胀,不可长时间用,脾胃虚弱者少用。余莉芳认为理气药稍偏燥,易伤阴,适当加用养阴药物兼制,常用的如北沙参、麦冬、芦根等。川楝子味极苦又有肝毒性,几乎不用。

4. **破气药** 余莉芳常用枳实、大腹皮、厚朴。厚朴性燥,且口感差,使用时量要少,一般用 6 g;大腹皮实证多用,虚证少用;枳实理气导滞,适用于大便干结者。

5. **芳香理气药** 如苍术、藿香、佩兰等。此类药物芳香走窜,亦易伤阴,多用于梅雨季节,或湿浊明显者,初用量不宜大,时间不可太长,以免伤阴。如果开药时间比较长的可关照患者症情好转后自行减除。

6. **温中理气药** 如丁香、沉香、高良姜。余莉芳认为丁香、沉香具有降呃逆、止嗳气的作用,因口感差,一般用 3 g 左右。治疗上热下寒证,可用高良姜配伍黄芩。

余莉芳临床上最常用的理气降逆药为紫苏梗,性虽偏温,相对温和,有理气宽中,降逆止呕的功效,常用于嗳气频作、胃脘怕冷的患者。但因具有升血糖、升胆固醇、提高光敏感度的作用,故不宜用于糖尿病、高胆固醇患者。另外,莱菔子、地枯蒌也归类于理气药范畴,常用于大便干者。

余莉芳对理气药的使用是在辨证论治的基础上进行的,也可理解为治标。理气药有非常重要的作用,气机调畅则症状明显缓解,对临床使用有十分重要的指导作用。

十四、活血药的使用

余莉芳用药精当,如用莪术破气导滞,活血化瘀以治疗胃癌前病变,莪术味辛、苦,性温,入肝、脾经。《日华子本草》曰:"得酒醋良,治一切气,开胃,消食,通月经,消瘀血,止扑损痛下血,及内损恶血等。"《药性解》述其能"开胃消食,破积聚,行瘀血,疗心疼,除腹痛,利月经,主奔豚,定霍乱,下小儿食积"。张锡纯《医学衷中参西录·药物》谓:"其行气之力,又能治心腹疼痛,胁下胀疼,一切血凝气滞之证。若与参、术、芪诸药并用,大能开胃进食,调血和血。若细核二药之区别,化血之力三棱优于莪术,理气之力莪术优于三棱。"总结其功效为行气破血,消积止痛。余莉芳认为莪术有破气导滞、活血化瘀、消食、抗肿瘤作用,在临床中颇喜应用。如治疗胃肠道肿瘤、癌前病变,常用莪术,与藤梨根、白花蛇舌草等清热解毒药物配伍以抗肿瘤。应用莪术剂量一般为9～15g,在使用莪术的同时,配伍参、术健脾益气,可以起到顾护脾胃、攻补兼顾、扶正祛邪的作用,减轻不良反应。对于饮食积滞所致纳差、饱胀、嗳气的患者,常配合保和丸、枳实导滞丸为基本方加减治疗。

用徐长卿活血行气。徐长卿始载于《神农本草经》,列为上品,谓其"主鬼物百精,蛊毒疫疾,邪恶气,温疟;久服强悍轻身"。《太平圣惠方》记录有治恶疰心痛,闷绝欲死,用徐长卿、安息香各30g,和丸以醋汤送服。时至当代,《中国药用植物志》谓其味辛性温,归肝、胃经,功效祛风除湿,止痛止痒,解毒消肿。用徐长卿主要取其止痛活血作用,对于腹痛明显患者,在应用行气活血等止痛药物,如木香、郁金、延胡索、香附等,如患者疼痛不能缓解,常用徐长卿15～30g以加强活血理气止痛之功,一般可以起到缓解或解除疼痛的作用。现代药理研究证实,徐长卿含有丹皮酚、黄酮苷等,其中丹皮酚具有镇痛及镇静作用。此外,余莉芳又用本品与白鲜皮、苦参、防风等配伍,用于皮肤瘙痒明显的患者。

十五、枳术丸的临床应用

在跟师抄方的过程中,笔者发现几乎所有的消化道疾病患者或多或少的伴有消化不良的症状。余莉芳用白术、枳实(枳壳)较多,取枳术丸方义,以健脾消食,行气化湿。枳术丸是李东垣首创治疗脾胃内伤疾病的经典方剂,其中枳实性苦寒,破气除积,消痞止痛,以泻为主;白术性甘温,益气生血,固表止汗,以补为要。二药配伍,消补结合,走守并用,缓急有异,以助升清降浊之枢机,达虚实兼顾、标本同治的功效。

余莉芳在功能性消化不良、慢性胃炎、胃下垂、功能性便秘、慢性腹泻、肠易激综合征的辨证治疗中经常用到此方。另外,临床上还有一些患者主诉以排便不爽、里急后重、排便后有不适感或残留感为主,余莉芳也经常应用该方,认为运用枳术丸只要抓住脾胃虚弱,气机升降失常,湿浊中阻的病机,即可使用,体现了中医"异病同治"原则。该方不仅在脾胃病使用广泛,同时儿科应用此方也颇多,说明该方的安全性和有效性十分可靠。

余莉芳经常针对不同患者的病情,辅以适当的药物以扩展枳术丸的应用范围。脾胃之气不足者,以党参、甘草等药增补脾胃元气之力;对于气机阻滞者,轻者加陈皮,重者加大腹皮,以增强枳实破气之力;饮食积滞者,常用神曲、麦芽、莱菔子以消食积;寒食积滞者,轻者用半夏以辛散寒邪,重者以炮姜温化寒凝;治疗湿邪内停者,可用茯苓、猪苓、泽泻等药淡渗利湿;湿热内停者,用黄芩、黄连等药清热燥湿。

余莉芳在应用枳术丸时不拘泥于原方,经常化裁,有时也会使用枳壳、生白术,体现了临证的灵活性。比如对大便不成形却排便困难的患者,会选用生白术、枳实;便溏、排便不爽的患者,则会选用焦白术、枳壳的组合,以健脾除湿,理气消导,不致引起腹泻;对于胃胀、纳差,大便正常的患者,则多选用焦白术、枳实。

在使用剂量上也有讲究,如病势较缓,治宜健脾消痞,白术重于枳实,补重于消。究其病机是因饮食劳倦伤及脾胃之气,脾失健运而生湿蕴痰,气机阻滞所致,治法上应突出健脾,此时白术用量则多于枳实。若病机为气滞与郁热、痰浊、湿阻、食积等标实为主,治当行气消痞除积,枳实重于白术,消重于补。若脾虚仅导致气滞,治宜健脾行气除痞,宜消补兼施。健脾与行气双管齐下,以达消不伤正,补而不滞之目的。枳实与白术用量比例相当。

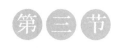

面诊、问诊

一、面诊在脾胃病诊疗中的意义

四诊望、闻、问、切中望诊为先。《难经》有"望而知之谓之神"之说。面诊属于望诊之一。余莉芳很重视面诊,带教时经常注意观察患者的面部变化,从而发现与内在疾病的关系。

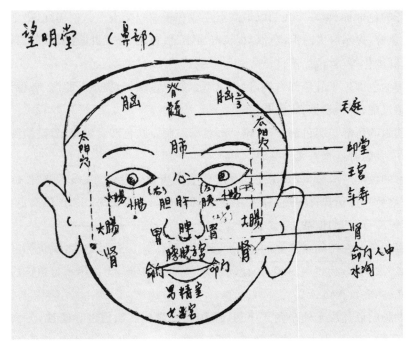

望明堂 (鼻部)

余莉芳讲解面诊手稿

(一) 望面色

1. **五脏六腑面部对应部位** 天庭——头脑;两眉之间——肺;两目之间,印堂部位——心;两目之间下方的鼻柱部位——肝,肝的右面,右目内眦下——胆;肝的左面,左目内眦下——胰腺;鼻头——脾;两侧鼻翼——胃;瞳孔直下,面颊上 1/3——小肠;目外眦直下,面颊的中央部位——大肠;太阳穴直下,平鼻基底,大肠部外侧——肾;人中沟——膀胱和子宫;下巴——子宫(女)、精室(男)。

面部所主的位置明确后,通过色泽变化来辨别脏腑情况,如:

脑的色部位于天庭,发际与眉毛之间偏上方 2/3 处。脑为髓海,为元神之府,若天庭出现颜色暗滞、青紫或色素沉着,要注意有无脑供血不足、脑动脉硬化、高血压、中风等疾病。《灵枢·五色》有"黑色出于庭,大如拇指,必不病而卒死"的记载。

肺的色部对应部位为印堂,在两眉之间。印堂色红,提示肺热;色暗淡,提示肺气虚;色青,提示气滞血瘀;色黑,提示危证。

心的色部为"王宫","王宫"在两眼之间。色偏红,提示心火过旺,伴心烦、失眠、舌尖红;色暗发污,提示痰浊蒙心,常伴舌苔厚腻,人犯糊涂;色青紫,提示瘀血阻络,常有冠心病。

肝的色部称"年寿",在两颧最高点连线和正中线交点上。色偏红,提示肝火偏盛;色青,提示肝失疏泄;色淡,提示肝血不足;色黄,提示肝胆湿热;色黑,多见肝癌、肝硬化等,常预后不良。

胆的色部位于肝色部右侧,目内眦下。如红黄相加,提示肝胆湿热;色淡白,提示胆气虚、胆小易惊、难决断。

胰腺的色部与胆色部对称,位于肝色部左侧。胰色部青黑晦暗,是胰腺气滞血瘀,应嘱患者排查有无胰腺癌。

脾的色部对应鼻头,如明亮润泽常代表脾胃健。色淡红,提示脾胃气虚;色红(酒糟鼻),提示脾胃湿热;青色,提示气滞血瘀,《金匮要略》中有"鼻头色青,腹中痛,苦冷者死"的记载。

胃的色部在两侧鼻翼部,内眼角垂线上,鼻翼上 1/3 处。正常颜色为红黄隐隐;如淡白无华,为胃气虚弱,消化功能减退;淡红干燥,为胃津不足;色红赤,为胃火亢盛,多食善饥。

大肠的色部位于外眼角正下方,两颧骨下缘处。如色红赤暗浊,为大肠湿热;色干燥、晦暗,为大肠津液缺乏,常有严重便秘;色青白,为大肠虚寒,常伴肠鸣腹痛、大便清稀。

肾的色部对应两颊,为鼻基部横线与太阳穴竖线交叉点。正常颜色为淡灰色,兼润泽含蓄明亮。若色灰暗,提示肾精不足;色暗红,提示肾虚有热;肾虚在面部其他部位也有表现,如耳色灰黑、牙齿发黄、眼睑晦暗等。

人中,在口鼻之间,鼻为肺窍通于天,口为脾窍通于地,天气在上,地气在下,人处于中故名"人中",又叫水沟。人中的长度约为同身寸法中指第二节的长度,长寿者人中大于 3 cm,若人中短提示有生殖系统疾病。但人中长者不一定都长寿,人中短也不一定短寿。正常的人中上窄下宽,端直正梯样,沟道较深,沟缘明晰,沟直不弯,颜色一致。人中宽、深、直、长,气色明亮、红润,说明肾脏精气旺盛,女性子宫、卵巢发育良好。人中沟浅,男性阳痿、遗精、滑精;人中色白,提示虚证,如气虚、血虚;人中色黄,提示脾虚、湿证;人中色红赤,多有膀胱湿热,赤带黄带、附件炎、宫颈糜烂;人中有红点红星,提示子宫癌可能;人中色红带紫气,多有痛经、瘀血、血热。

另外下唇到下颏的上 1/3 也反映男性精室、女性子宫问题。总之,余莉芳认为注意面诊,可收集到更多患者不自知或隐藏的身体情况。

2. 正常面色　面部的色泽是脏腑气血的外部表现,五脏六腑气血通过经脉上荣于面,表现为各种色泽变化。人在正常生理状态时面部的主色是终生不变的,由遗传或环境而致,如中国人主色偏黄色。由于季节气候的不同,春季面色稍青,夏季面色稍红,秋季面色稍黄,冬季面色稍暗或灰。气色是指面部的明亮度、饱和度和润泽度。若气色为红黄隐隐或红白隐隐,明亮润泽、含蓄不露,是有神气、有胃气的表现,代表此人精气神充足。

面色与年龄有关,女子以 7 年为 1 个周期,35 岁后面色开始泛黄,容颜开始衰老;男子则以 8 年为 1 个周期,40 岁时开始肾气衰,身体功能下降。14～28 岁为人生的花季,此时人的气色应最好。

面色与地域有关,一方水土养育一方人,如广州人面色带黄略暗,成都人偏白嫩。

面色与保养有关,平时注意防晒,避免日光过多照射,注意控制表情,笑不露齿,懂得情绪管理,不过喜、过悲、过怒者,面部皱纹少,面色较好。

3. 病理性面色　面色发青:① 提示气滞血瘀(缺氧,血内还原血红蛋白增多)。② 提示肝郁气滞,常见于性格内向或暴躁易怒者。③ 提示心血瘀阻,多见于冠心病、心力衰竭患者。④ 提示胆绞痛、肾绞痛、头痛剧烈等。⑤ 提示肝硬化、肝癌。

病理性面红:① 常见于中年人更年期。② 中老年人常见于高血压,肝阳上亢。③ 满面红赤为实热证。④ 两颧浅红色为虚热证,常伴潮热、五心烦热。⑤ 两颧暗红色,见于风心病,《黄帝内经》曰:"赤色出两颧,大如拇指者,病虽小愈,必卒死。"⑥ 精神病患者面红,为痰火扰心。

病理性面黄:① 面色萎黄伴消瘦枯萎,多为脾胃虚弱,气血亏虚。② 黄胖见于脾虚有湿、钩虫病。③ 黄疸可见面黄,目黄。

病理性面白:① 白里透青呈㿠白,主气虚、气脱,常见于咳、痰、喘患者。② 面色淡白,主血虚,常见于贫血及休克患者,伴有精神萎靡、少气懒言、胸闷气短、缺乏生气、行动迟缓。③ 主寒证,实寒、虚寒均有。④ 主痛证,常伴面色苍白,出冷汗,甚则昏厥。

病理性面黑:如为晒黑,黑中透红为正常。病理性面黑见于:① 严重虚寒、阳气虚衰、血瘀、水饮。② 病重、濒临死亡。若仅为眼圈黑,为睡眠不足;下巴灰黑色并向上发展,为肾病,提示肾上腺皮质功能减退。

4. 面诊注意事项

(1)要在充足的自然光线下进行观察,光线不能过强或过弱。中医历来有"灯下不看色,看色必出错"的警戒,要避免周围墙壁颜色或窗帘过深映射的影响。

（2）要远望与近视相结合，门诊时在患者刚进门时就要远观其面色。

（3）自身对照，即脸色和手背肤色对照，脸色与脖子肤色对照，要排除使用化妆品造成的假象。

（4）面诊时应避开运动后、饮食后及激动后，如此才能通过察言观色，望而得之。

5. **面部轮廓**　好的轮廓为天庭饱满（额部）、地阁方圆（颌部）、蕃蔽方大（颊部及耳门）、轮廓清晰。

（二）望耳

1. **耳廓**　耳廓位置一般上端与眉毛平齐，下端与鼻基平齐。正常耳廓的长度在 6 cm 左右，长寿者的长度大于 7 cm。耳廓的形态，有紧贴耳（特别紧贴脸颊）和煽风耳（耳朵和脸颊呈 60°角外展）。总体来说耳廓长比短好，厚比薄好，软比硬好，贴比张好，气色明亮润泽比暗淡干燥好。

耳色㿠白，提示气虚；色淡白，提示血虚；色苍白伴萎缩，提示肾虚病危；色黄，提示湿阻中焦、黄疸；色黄赤，提示燥热、湿热；色红有肿痛，提示心肺积热、肝胆火盛；色暗红，提示气滞血瘀。

2. **耳垂**　正常成年人的耳垂长度为 1～2.5 cm，长寿老人的耳垂长度至少在 1.8 cm 以上，且厚软肥大。耳垂肉薄，色淡，见血丝，为呼吸系统疾病；耳垂肉厚，色红，易出现脑溢血；色紫，肿胀，有溃疡，为糖尿病；色青黑，为久病瘀血，或剧烈疼痛，或肾虚不足；色青白，为肾气不足，房事过度；色黑，为病重，肾气将绝。

3. **耳褶心征**　耳褶心征（又叫冠心病沟）是从耳屏间切迹，向外伸展到耳垂边缘的一条斜线或皱痕。耳褶心征的出现，提示冠心病、脑动脉硬化、高脂血症。

中医认为，肾主藏精，开窍于耳，且联系全身经络及五脏六腑，通过按摩耳朵可达到养生防病的功效。余莉芳嘱患者平时多用热手按摩耳朵，用热水洗耳，刺激耳朵，常拉耳垂可起到健肾壮腰、增强听觉、养生延年的功效。

二、脾胃病问诊的重要性

脾胃疾病患者往往主诉繁多，情绪抑郁、焦虑，需要快速有效地从患者诸多主诉症状中提炼病症信息，做到全面、正确地辨证论治，而不致有所疏漏，所以余莉芳对问诊非常重视。

余莉芳认为临床接诊脾胃疾病患者，首先要重视患者的主诉，问清发病时间、有无诱因。脾胃病常见病因有饮食不节、外感诸邪、情志失调、体弱久病等。病程短者，多为实证，以外邪、饮食、情志所伤居多；病程日久，脾胃受损，多由实证转为虚证，往往虚实夹杂，病症错综复杂。

脾胃系统疾病，消化道症状自然是问诊的重点。在询问患者主要症状及不适后，为了避免有所遗漏，我们可依循消化道解剖，自上而下快速问诊，从而完善病情信息。如饮食胃纳情况，是不思饮食、消谷善饥，还是有饥饿感而纳谷不香；有无恶心呕吐，是否有打嗝嗳气，频次如何；食道有无隐痛，有无烧灼感；胃脘部有无胃胀、胃痛、烧灼感，胃痛部位是游走不定，还是疼痛固定于某一位置，是否有泛酸、嘈杂感；腹部有无腹胀、腹痛，频次怎样，腹痛位置如何；是否常有肠鸣、矢气情况，对于脾胃疾病，排便情况自然不能忘记询问，需问清平素排便频次，是否有便秘，排便质地如何，是成形、干结，还是稀糊，甚至是水样便。

《素问·六节脏象论》言：至而不至，是为不及，所胜妄行，所生受病，所不胜乘之也。脾为中土，脾土不足，母病及子，肺金受累，肺气虚弱，则其所不胜者心火乘之；脾土虚弱，肝木妄行乘土，肾水侮之。是故脾胃系统疾病，往往可有其他脏器功能受累，除消化系统症状外，问诊时亦需兼顾其他脏器症状，尤其病程日久的中老年患者此点尤为重要，以免疏漏，影响辨证。如询问患者有无心悸失眠，有无胸闷心痛，有无头晕头痛，具体头痛部位；有无胸胁疼痛胀满，有无情绪异常；有无咳嗽咳痰，是干咳还是伴有咳痰，痰色痰量如何，有无咳血；有无肢体水肿，小便情况如何，男性患者有无遗精早泄，女性患者月经情况，周期是否规律，行经时经量、颜色如何，有无血块，是否伴有腹痛、乳胀，等等。

《素问·通评虚实论》云：头痛耳鸣，九窍不利，肠胃之所生也。胃气一虚，耳、目、口、鼻，俱为之病。问诊除了脾胃症状，心、肝、肺、肾症状，亦不可漏掉五官问诊。如询问有无耳鸣，有无目糊目胀，有无口干口苦，有无口腔异味，有无味觉异常；有无口渴，是喜饮还是不欲饮，喜冷饮还是热饮；是否有鼻炎，有无流涕喷嚏，涕黄脓还是清稀，有无咽炎，是否有咽痛咽痒，或咽部异物感，等等。

经过以上问诊，我们对于患者的病情大致有了了解，并在问诊中已对患者病证基本有所判断，再结合舌象、脉象、实验室检查报告、影像学检查、内镜检查、以往诊治经过、服药情况等，分析病机，判断病性病位，才能既快速又准确地辨证。这对全面掌握初诊患者的病情尤为重要。

余莉芳平时对待初诊患者就是这样细心、耐心，仔细问诊，为我们做出了榜样，也得到了患者的赞誉。

第五章

匠心传承篇

一、治疗慢性胃肠病伴有抑郁焦虑状态的经验

余莉芳在治疗慢性胃肠病,伴有抑郁焦虑症状方面颇有见地。现将临床经验介绍如下。

1. **情志因素与慢性胃肠病的关系** 《素问·举痛论》有云:"百病生于气也,怒则气上,喜则气缓,悲则气消,恐则气下……惊则气乱……思则气结。"明确指出疾病的发生有赖于气机的升降出入,并与各种情志因素密切相关。中医认为"脾藏意""脾在志为思""脾主思虑",说明脾还具有一部分思维意识方面的功能,肯定了脾胃与神志和心理活动有着密切的关系。

西医学认为,各种精神上的刺激可兴奋迷走神经,刺激胃壁细胞、G细胞分泌大量胃酸,并促进肾上腺皮质激素分泌,使胃酸与胃蛋白酶分泌增多,损伤胃黏膜。同时长期的情绪异常可致下丘脑功能紊乱,通过内分泌系统使胃、肠黏膜血流减少,黏膜防御功能降低,使黏膜易损伤。可见心理和情绪障碍可能是慢性胃肠疾病的病因之一和诱发因素。

2. **慢性胃肠病伴有抑郁焦虑状态的常见症状**

(1)咽部异物感:咽部似有痰或有物梗阻,吞之不下,吐之不出,但不影响进食。喉科医生诊断常为慢性咽炎,咽部神经功能紊乱。中医则称为梅核气。该症常与情绪波动有关,紧张、不愉快或注意力集中时,咽部梗阻明显加重,思想分散或愉快时症状就减轻。如果运用一般心理疏导及中药理气化痰利咽,或按慢性咽炎治疗疗效不佳,症状顽固不除时,则应考虑有抑郁焦虑症的存在。给予抗抑郁焦虑药物后,症状可以缓解。

(2)嗳气频频:这类患者常嗳气频频,持续不断,嗳声响亮,越是关注自己,越是嗳气连连,同时伴有上腹部痞满不适。对给予一般治胃西药或中药降逆和胃药疗效均不理想者,应考虑焦虑症的存在。

(3)恶心、干呕、反胃:患者常在清晨刷牙、进食或餐后不久即发生恶心,大多干呕不吐,少数反胃,呕吐数口,量不多,吐后仍能进食,食量不减,一般状况良好。该症在情绪不佳时加重。对运用吗丁啉、西沙比利或中药降逆止呕治疗症状仍不能解除者,则应考虑抑郁焦虑症的存在。

(4)脘腹胀痛:特点是脘腹胀痛常无固定位置,呈走窜不适感,常伴肠鸣辘辘,矢气不畅。有的胀痛与胃镜、肠镜检查明显不符。如检查结果仅为慢性浅表性胃炎、慢性结肠炎或结肠无异常,但患者却诉脘腹胀痛严重,持续不除,运用各

种治疗胃肠病的药物效果不佳,或表现为顽固性的固定性背痛,检查又无明显阳性结果,此时应考虑有无抑郁焦虑症的存在。

(5)大便异常:多数患者表现为大便不畅、难解或大便如栗状,常被诊为习惯性便秘。患者每日常为大便难解焦虑不安,一定要等大便后才如释重负。少数患者则表现为大便或溏或干,受凉、紧张或情绪不愉快时常易发生腹痛腹泻。对于本症久治不愈者,亦应考虑合并抑郁焦虑症。

(6)睡眠不佳:患者常表现为早醒,醒后难以入睡,或睡眠做噩梦,或特别嗜睡,服用安定等镇静安眠药也难以改善,若给予抗抑郁焦虑症药可望好转。

(7)食欲减退:患者往往不明原因的不思饮食,对平时喜欢吃的东西也失去兴趣,青年女性居多。由于少食而致体重减轻,月经减少,甚至闭经。

(8)疲乏无力:患者持续乏力,没有特殊原因可以解释,各项理化检查均可正常。患者诉两下肢如灌铅般沉重,尤其清晨更懒于起床,症状有昼重夜轻的特点。

(9)精神抑郁或焦虑:患者常表现为双眉紧锁,愁眉苦脸,无笑容,唉声叹气,情绪低落,对各种活动提不起兴趣,无愉快感,常易自责自疚,甚至认为生活空虚、毫无意义而出现寻死念头或有自杀的行为。

(10)舌苔黄腻或白腻:患者常诉口苦,口腻,口干不欲饮,舌苔呈黄腻或白腻,顽固难化,即使服用芳香化湿,清利湿热等中药效果亦不佳,应考虑有无合并抑郁焦虑症。

有以上症状,运用各种治疗胃肠病的药物及一般的心理疏导后效果不佳者,均应考虑抑郁焦虑状态的存在。

3. 治疗慢性胃肠疾病重视从情志入手

(1)从心、肝论治:余莉芳认为,五脏六腑中,情志发病与心、肝关系最为密切。肝属木,为"将军之官",喜条达而主疏泄,肝失疏泄,气机不畅,肝气郁结,木郁而不发,可使情志不得舒畅,表现为心情抑郁,多愁善感。心属火,为"君主之官",心主神明,为人之精神和意识思维活动的中枢,功能失常,多表现失眠多梦,神志不宁。

在治疗胃肠病伴有抑郁焦虑症状时,余莉芳认为,患者病机为脾胃虚弱在先,多有痰湿内生,更因长期情志不畅,肝郁气滞,横逆乘土,脾胃受损,有湿阻化热伤阴之象,故采取异病同治的方法治疗。对于一些久病难愈的患者,以中医辨证施治为主,酌加郁金、香附、八月札、焦山栀、知母等,注意理气而不伤阴,清化湿热而不过凉,以免损伤胃阴,并选用茯神、夜交藤、合欢皮、灵磁石等安神宁心药,随症状加减治之。

（2）抗抑郁焦虑药的应用：余莉芳主张对于使用中药效果不佳的患者，必要时适量选用氟哌噻吨美利曲辛片（黛力新）、盐酸氟西汀胶囊（百忧解）、盐酸帕罗西汀片（赛乐特）、米氮平、奥氮平等抗抑郁焦虑的西药，中西结合，使患者能较快地改善症状，缩短疗程。

余莉芳认为黛力新对于以焦虑为主，伴有胃脘不适、肠鸣辘辘、大便溏薄的患者尤为合适，因黛力新的副作用之一为便秘，故对于大便干结的患者，并不十分适用；对于以抑郁为主，伴有心悸、出汗、气短、大便不畅的患者，则建议服用百忧解；若是抑郁伴随焦虑症情较重的患者，则选择赛乐特为佳；若是抑郁状态伴有明显食欲减退消瘦者，则可选用米氮平。余莉芳还特别强调，使用此类药物患者年龄越大，维持疗效时间需较长，遵循缓慢撤退的原则，以防病情反复。

余莉芳认为，赛乐特作为选择性血清再吸收抑制剂（SSRI）的代表药物之一，治疗抑郁症疗效良好，尤其对抑郁伴焦虑症者疗效尤为显著，胃肠副反应较小，故用它来治疗慢性胃肠病伴发的情绪障碍对疾病整体的恢复能产生积极作用，对于顽固性胃痛、背痛、腹痛、泄泻、频繁嗳气、呕恶、咽部异物感等有显著效果。由于赛乐特用药说明书对不良反应的记述较多，易使患者望而生畏，加之药物价格偏高，起效需 1～2 周以上，患者往往不愿接受继续治疗，因此在使用该药前应充分做好患者的思想工作，使之树立治疗的信心，医生多花几分钟的解释，可起到事半功倍的效果。曾有患者初服 20 mg 赛乐特后出现头晕、嗜睡、严重乏力的副作用而拒服该药，于是改为初次剂量每日 10 mg，服用 3～5 日再改为每日 20 mg，患者逐渐适应，未再出现类似情况。可见赛乐特的初次计量以每日 10 mg 为宜。治疗焦虑抑郁症的疗程应在半年以上，撤减至 10 mg 后仍需维持 2～3 个月为宜，以免复发。

（3）心理治疗：在现代社会日益激烈的竞争下，抑郁焦虑症的发病率逐渐增高。余莉芳通过多年的细心观察，发现很多脾胃病患者或多或少伴有此类身心疾患，故在诊治时重视医患沟通，帮助患者疏导情绪，细挖发病根源，从而取得了显著的疗效。

临床上，慢性胃肠病伴有焦虑抑郁症状的患者为数不少。一旦诊断明确，在治疗慢性胃肠病的同时，及时应用疏肝解郁，宁心安神类中药及抗抑郁焦虑药，可大大提高治疗效果，使更多的患者及时摆脱病痛的折磨。

二、治疗慢性胃炎的用药规律

慢性胃炎是一种临床最常见的消化系统疾病之一，是指由幽门螺杆菌感染、自身免疫、精神心理、环境因素、饮食因素等引起的慢性炎症性胃黏膜病变，主要有浅表性胃炎和萎缩性胃炎两大类，多表现出上腹部不适、饱胀、食欲不振、嗳气、反酸、恶心等症状。目前西医学治疗慢性胃炎的方法主要包括根除幽门螺杆菌、抑酸、促进胃肠动力、内镜下黏膜切除术等，但治疗方法有限，疗效因人而异，且复发率高。本病可归为中医学"痞满""胃脘痛""嗳气""嘈杂"等范畴，治疗上多以理气健脾，和胃止痛为指导原则，中医药在缓解症状、防止复发、逆转萎缩等方面的优势已成为共识。

1. **实验方法**　通过收集余莉芳治疗慢性胃炎的门诊病例，借助中医传承计算平台（V3.0）系统，应用数据挖掘技术，量化辨治经验，总结用药规律、选方用药频次、常用药对、核心组合及推理新处方，使传统的经验向定量知识转化，进一步从"经验"向"知识"再向"证据"转化，全面归纳余莉芳辨治慢性胃炎的经验，并为中医药治疗脾胃病提供用药参考及治疗思路。

研究筛选余莉芳门诊治疗慢性胃炎病例 161 个，其中慢性浅表性胃炎 62 例、慢性非萎缩性胃炎 37 例、慢性萎缩性胃炎 53 例、疣状胃炎等其他类型慢性胃炎 9 例，伴有肠化、异型增生 21 例。将符合诊断标准的病例信息（患者基本信息、处方用药等）录入 Excel 表格，对处方中同一中药采用的不同名称参照国家药典委员会 2015 版《中华人民共和国药典》进行统一规范，并录入由中国中医科学院中药研究所提供的软件"中医传承辅助平台（V3.0）"，并核对。

通过中医传承辅助平台（V2.5）的统计分析，统计药物使用频数、四气五味归经频次、核心药物组合等。通过组方规则分析及聚类分析，总结用药经验。将数据挖掘获得的核心药物导入中药分子机制生物信息学分析工具（BATMAN-TCM）数据库，参数使用数据库默认值 Score cutoff 为 20，Adjusted P value 为 0.05，分析获得核心药物的活性成分和潜在靶点，并构建核心药物的"成分-靶点-通路-疾病"网络图。将筛选出的药物潜在基因靶点导入 Metascape 在线分析，构建蛋白相互作用网络；采用 R 软件对潜在靶点进行生物学功能基因本体论（GO）功能注释，使用京都基因与基因组百科全书（KEGG）进行信号通路富集分析。

2. **实验结果**

（1）药物频次分析：161 首方剂共计使用 183 味药物，使用频次达 2 413 次，平均每味药使用 13.19 次。有 27 味药物使用频数≥30 次，使用频率达 65.52%；其中，甘草、陈皮、海螵蛸、葛根、延胡索、白及、赭石、首乌藤、桔梗、玄参、麦冬、茯神、茯苓、郁金使用频数≥50 次，在本次研究所有药物中排前 14 位，为余莉芳治疗慢性胃炎的核心药物（见表 1）。

表1　使用频数≥30次的药物

序　号	药　物	频数/次	序　号	药　物	频数/次
1	甘草	140	15	半夏	46
2	陈皮	103	16	白术	45
3	海螵蛸	99	17	丹参	43
4	葛根	83	18	山药	41
5	延胡索	80	19	刘寄奴	41
6	白及	77	20	瓜蒌皮	37
7	赭石	73	21	枳壳	36
8	首乌藤	69	22	莪术	35
9	桔梗	69	23	磁石	32
10	玄参	65	24	香附	32
11	麦冬	65	25	凤凰衣	31
12	茯神	64	26	木香	31
13	茯苓	64	27	防风	30
14	郁金	50			

（2）药物功效统计分析：根据药物功效对183味药物类别进行归类，余莉芳治疗慢性胃炎的常用药物种类分别为补虚类、活血化瘀类、理气类、化痰止咳平喘类、清热类、利水渗湿类、解表类、安神类、收涩类、平肝息风类十大类，累及使用频率达90.58%（见表2）。

表2　药物功效统计频数

序　号	药　类	频数/次	序　号	药　类	频数/次
1	补虚类	431	5	清热类	171
2	活血化瘀类	241	6	利水渗湿类	166
3	理气类	238	7	解表类	161
4	化痰止咳平喘类	194	8	安神类	150

序　号	药　类	频数/次	序　号	药　类	频数/次
9	收涩类	135	14	泻下类	9
10	平肝息风类	104	15	温里类	9
11	止血类	92	16	化湿类	7
12	消食类	77	17	开窍类	3
13	祛风湿类	10			

（3）药物性味、归经统计分析：运用中医传承计算平台对药物的四气、五味和归经进行归纳整理，将频数进行降序排列（见表3）。结果显示余莉芳治疗使用药物的药性以寒、平、温居多，分别占药物总频数的32.7%、31.7%、28.5%。药味主要为甘、苦、辛，分别占36.7%、31.8%、21.5%。所用药物主要归经为脾经、肺经、胃经、肝经，居总频次的前四位。

表3　药物四气、五味、归经统计表

序号	四气	频次	序号	五味	频次	序号	归经	频次
1	寒	719	1	甘	1 268	1	脾	1 205
2	平	696	2	苦	1 098	2	肺	1 038
3	温	626	3	辛	742	3	胃	915
4	凉	148	4	咸	218	4	肝	801
5	热	9	5	酸	129	5	心	761
						6	肾	470
						7	大肠	108
						8	胆	86
						9	三焦	73
						10	膀胱	63
						11	小肠	30
						12	心包	5

（4）基于关联规则的组方规律分析：应用关联规则分析方法，使用中医传承计算平台根据样本量将支持度个数设置为48（支持度为30%），置信度为0.9，将药物组合出现的频次由高到低进行排序，常用的药物组合为：① 白及-海螵蛸；② 海螵蛸、赭石-甘草；③ 海螵蛸、延胡索-甘草等。常用药对分布频次见表4，药物组合关联规则见表5。

表4 常用药对分布频次[支持度30%(48)，置信度0.9]

序 号	药 对	频 次	序 号	药 对	频 次
1	甘草、陈皮	91	15	甘草、玄参	59
2	甘草、海螵蛸	85	16	甘草、海螵蛸、延胡索	58
3	甘草、延胡索	73	17	甘草、茯苓	58
4	海螵蛸、白及	70	18	陈皮、延胡索	56
5	甘草、葛根	70	19	甘草、茯神	55
6	陈皮、海螵蛸	67	20	海螵蛸、赭石	53
7	甘草、白及	65	21	陈皮、赭石	52
8	甘草、赭石	65	22	陈皮、白及	50
9	海螵蛸、延胡索	63	23	甘草、陈皮、延胡索	50
10	甘草、桔梗	61	24	桔梗、玄参	50
11	甘草、麦冬	60	25	玄参、麦冬	48
12	甘草、首乌藤	59	26	甘草、海螵蛸、赭石	48
13	甘草、陈皮、海螵蛸	59	27	甘草、陈皮、赭石	48
14	甘草、海螵蛸、白及	59			

表5 药物组合关联规则

序 号	规 则	置信度
1	海螵蛸、延胡索→甘草	0.92
2	陈皮、赭石→甘草	0.92
3	麦冬→甘草	0.92

序　号	规　则	置信度
4	白及→海螵蛸	0.91
5	海螵蛸、赭石→甘草	0.91
6	茯苓→甘草	0.91
7	甘草、白及→海螵蛸	0.91
8	延胡索→甘草	0.91
9	玄参→甘草	0.91

（5）基于 K 均值聚类的组方规律分析：在中医传承计算平台中，使用"数据分析-方剂分析-聚类分析"功能，将"聚类个数"设置为 6，基于 K 均值聚类分析，并结合跟师学习的经验，提取出 3 个核心处方（见表 6）。

表 6　基于 K 均值的新方组合

编　号	新　处　方
C1	陈皮、甘草、茯苓、枳壳、赭石、延胡索、海螵蛸
C2	海螵蛸、甘草、茯苓、茯神、玄参、麦冬、白及、首乌藤
C3	延胡索、赭石、刘寄奴、莪术、半夏、陈皮、甘草

（6）核心药物的网络药理学分析：将根据关联规则分析得到的核心药物组合：陈皮、甘草、茯苓、赭石、延胡索、海螵蛸、茯神、玄参、麦冬、白及、桔梗、首乌藤、葛根 13 味药物导入 BATMAN - TCM 数据库进行生物信息学分析，预测获得 203 个有结构信息的化合物，包括麦角甾醇（Ergosterol）、月桂烯（Beta-Myrcene）、槐糖醇（Sophoradiol）、尿苷（Uridine）、麦冬酮 A（Ophiopogonanone A）与白茶碱（Platyphylline）等。核心药物的潜在基因靶点包括毒蕈碱型乙酰胆碱受体 2（CHRM2）、5 - 羟色胺受体 3A（HTR3A）、Na＋/K＋转运 ATP 酶 α 亚单位 1（ATP1A1）、谷氨酸离子型受体 NMDA 型亚基 1（GRIN1）、黑皮质素 4 受体（MC4R）、利钠肽 A（NPPA）、腺苷 A1 受体（ADORA1）、钠电压门控通道 α 亚基 5（SCN5A）、多巴胺受体 D2（DRD2）等。潜在靶点关联的疾病包括恶心呕吐、疼痛、焦虑症、抑郁、酒精依赖、药物依赖、心律失常、高血压等。

将筛选出的药物潜在基因靶点导入 Metascape 在线分析,构建蛋白相互作用网络(PPI 网络),并根据网络结构和节点间加权重联系的计算分析筛选出 4 个核心靶基因:CHRM2、ADORA1、DRD2、OPRK1。

进一步的 KEGG 富集分析提示,核心药物的潜在靶点主要涉及钙离子信号通路、内分泌和其他因素调节钙的重吸收、脂肪细胞脂解作用调控、胃酸分泌、味觉转导、唾液分泌、胰腺分泌等信号通路。核心药物的潜在靶点主要涉及的生物学过程包括肌肉收缩调节、膜电位调控、突触膜整体成分、核受体激活等。

3. 讨论　慢性胃炎根据症状可归为中医学"痞满""胃脘痛""嗳气""嘈杂"等范畴。《素问·经脉别论》云:"食气入胃,散精于肝,淫气于筋。食气入胃,浊气归心,淫精于脉。脉气流经,经气归于肺。"首次描述了脾胃消化水谷的生理过程,并点明了其与肝、心、肺之间的密切关联。《素问·阴阳应象大论》中有云:"清气在下,则生飧泄;浊气在上,则生䐜胀。"认为泄泻、腹胀等脾胃疾病的病机特点正在于气机之逆乱。及至金元,著名医家李东垣写就《脾胃论》,提出"元气之充足,皆由脾胃之气无所伤……而诸病之所由生也",正式为"脾胃学说"开宗立派。此后脾胃病经历代医家分别从不同角度阐释发挥,对其病因病机的认识日趋完善。随着科学技术的进步,研究方法在不断更新,而数据挖掘与网络药理学作为近年来涌现出的新方法,已被实践证明是继承和发掘名老中医临床经验的有效手段。本研究借助中医传承计算平台(V3.0)深入挖掘余莉芳治疗慢性胃炎病的理法方药规律,为脾胃病的中医药临床辨证施治提供宝贵经验,并在此基础上进行网络药理学研究,探析中药治疗作用的生物学机制,为进一步的基础研究提供参考。

本次研究共纳入方剂 161 首,涉及中药 181 味。从性味归经的分析结果看,治疗药物以性寒、平、温为主,其味以甘、苦、辛居多,多归于脾、肺、胃、肝经,功效上主要为补虚类、活血化瘀类、理气类。

余莉芳认为脾胃病临床症状变化万千,然穷究其理,无非是虚实两端。胃炎并不能简单与胃热划等号,亦有属虚属寒患者;若求急治其标而重用苦寒,则易伤及脾胃根本,因此在治疗慢性胃炎的用药上,余莉芳向来力求寒温并用,以平为期。叶天士有言:"脾宜升则健,胃宜降则和。"余莉芳谨遵其法,遣药处方时往往以"辛开苦降"为指导,而甘属土味,为脾之本味,能滋养、能润燥,有助于补脾润胃。

《素问·宝命全形论》曰"土得木而达",指出肝与脾之间具有密切的病理生理联系。余莉芳时常强调,脾胃疾患发病往往与肝相关,如《血证论·脏腑病机论》中言："木之性主于疏泄，食气入胃，全赖肝木之气以疏泄之，而水谷乃化。"《金匮要略·脏腑经络先后病脉证》亦云"见肝之病，知肝传脾，当先实脾"，因此不管是治疗还是预防都需从肝论治。《素问·经脉别论》又云"脾气散精，上归于肺，通调水道，下输膀胱"，点明了肺与中焦脾胃在结构和功能上的关联。脾为肺之母，脾属土，肺属金，两者母子相生，可出现母病及子或子病及母的传变过程。叶天士治疗脾胃病时往往注重宣降肺气以调畅脾胃气机，并在《临证指南医案》中特别指出："疏脾降胃，令其升降为要。"因此，余莉芳治疗慢性胃炎注重加入宣肺疏肝之品，既暗合五行规律，又调理脏腑气机，与本研究的分析结果基本一致。

研究提示余莉芳治疗用药在功效上主要为补虚类、活血化瘀类、理气类，总结多年临床经验，认为慢性胃炎病理表现多为实证，但终归是慢性病，病程日久，本质上仍然是脾胃虚弱，因此治疗上不能一味盯着症状，在治标之余仍需注重培补脾气，故方中往往配伍补虚、理气药，以恢复中焦气机为宜。慢性胃炎患者胃镜下常表现为胃黏膜充血水肿、糜烂甚至是出血，组织病理学常提示炎症、萎缩、肠上皮化生、异型增生等，符合中医学对于其瘀血阻络的病机认识，因此运用活血化瘀法治疗慢性胃炎往往效如桴鼓。

本研究基于关联规则的组方规律分析结果显示陈皮和甘草组合频次最高，而海螵蛸、白及和延胡索组合频次高居前五。陈皮和甘草为临床常用药对，治疗脾胃病的经典方剂二陈汤、平胃散、六君子汤中均见运用。研究表明陈皮中的主要化学成分陈皮苷通过抑制 MAPKNF-κB 信号通路介导的炎症和氧化应激反应来保护胃黏膜，傅曼琴等研究发现陈皮中的橙皮苷、川陈皮素和橘皮素 3 种黄酮类化合物可显著促进胃液和胃蛋白酶的排出，提高胃蛋白酶活力，从而增强消化功能。延胡索能活血行气止痛，《本草纲目》称其"能行血中气滞，气中血滞，故专治一身上下诸痛"，余莉芳常用于存在胃脘部隐痛不适的患者，现代药理学研究表明延胡索中含有的延胡索乙素镇痛作用优于复方阿司匹林，在动物实验中表现出抗黏膜溃疡及抑制胃酸分泌，延胡索甲素还可减少炎症因子的产生，发挥一定抗菌消炎作用。海螵蛸又名乌贼骨，是余莉芳治疗吐酸伴有胃痛患者的首选药物，其主要成分碳酸钙能显著降低胃液酸度，具有较强的细胞保护能力。且海螵蛸粉末有黏附作用，可在溃疡面形成保护层，其中含有的海螵蛸多糖成分对消化道溃疡具有一定的修复作用，可减轻溃疡面损害并促进溃疡修复。临床上常用海螵蛸配伍白及治疗消化道溃疡及上消化道出血，两者相辅相成，善于生肌止血，研究表明两者均能保护胃黏膜，预防胃溃疡的发生。

本研究进一步运用网络药理学对前 13 味高频核心药物进行分析，获得潜在作用靶点、信号通路和可能的生物学过程。核心药物的潜在基因靶点包括CHRM2、HTR3A、ATP1A1、MC4R、DRD2 等。其中多巴胺受体(DRD)被证明在人胃体黏膜层广泛分布,多巴胺 D2 受体(DRD2)可能介导多巴胺对生长抑素分泌的调节,进而参与调节胃的分泌及运动功能。毒蕈碱型乙酰胆碱受体 2(CHRM2)大量分布于胃肠道平滑肌和腺体等部位,可能通过调控乙酰胆碱酯酶(AchE)来增加胃壁细胞分泌及促进胃排空。5-羟色胺受体 3(HTR3)是目前胃肠道疾病中研究最多的受体之一,被多项研究证明与胃肠道的运动和验证相关,当其与 5-羟色胺相结合后,可通过介导细胞膜的去极化和增加细胞内的钙离子浓度来兴奋中枢和外周神经元,释放神经递质进而调控平滑肌收缩或者舒张。其他潜在靶点目前尚缺乏其在慢性胃炎中的研究,可为慢性胃炎新靶点的研究提供方向。

综上所述,基于数据挖掘和网络药理学的分析方法,探析了余莉芳治疗慢性胃炎的用药规律,分析出常用药物及药物组合,在此基础上挖掘出新方组合,并进一步对核心药物进行了靶点和信号通路的分析,对深入理解和传承余莉芳脾胃病中医治疗的学术经验和思想提供了思路。

三、治疗慢性萎缩性胃炎的经验

慢性萎缩性胃炎是指胃黏膜表面反复受到损害后,黏膜固有腺体萎缩,黏膜肌层增厚的病理改变。由于腺体萎缩或消失,胃黏膜有不同程度的变薄,并常伴有炎性反应、肠上皮化生及不典型增生,有部分萎缩性胃炎可成为癌前病变。中医药对此病的治疗具有明显优势,有逆转不典型增生、重度肠化的作用。慢性萎缩性胃炎以胃胀、胃痛、嗳气、纳差、乏力、消瘦等症状及长期消化不良为主要特征,病情反复,迁延不愈。属中医学"痞满""胃脘痛"等范畴。余莉芳临床治疗了大量慢性萎缩性胃炎患者,积累了丰富的经验。

1. **治病求本,消补结合** 余莉芳治疗慢性萎缩性胃炎,重视脾胃的生理功能,遵循"脾升则健,胃降则和"的观点,认为慢性萎缩性胃炎多因脾胃虚弱、毒邪乘虚而入,使脾气不升、胃气不降,病久则气血阻滞、瘀血内停,余莉芳认为萎缩性胃炎临证病机复杂,其病机关键在于虚实夹杂。一般认为本虚不外脾胃气虚、胃阴亏虚、脾阳不足;标实不外湿邪内停、湿热阻滞、瘀血停滞。临证时常可见虚证与实证相互夹杂出现的情况,因此强调问诊时抓主要症状,"辨症"与"辨证"相结合,辨明主要病机,施以消补之法,达到固本祛邪的目的。比如临床见脾胃气虚,胃阴不足兼见胃脘痞闷、嗳气频频等气滞表现者,治疗常在健脾益气、滋养胃阴等基础上配合理气药;见脘痛固定,或针刺样疼痛者,多加用活血化瘀药;舌苔厚腻,纳差,困倦等湿邪阻滞者,多加用化湿醒脾药;最终使脾气得升,胃气得降,药达病所而诸症得除。

2. **病程迁延,用药轻灵**　余莉芳认为萎缩性胃炎病程长,脾胃已虚,不耐重药攻伐,用药宜循序渐进,不可以苦寒之药医之,以免重伤胃气,因此治疗慢性萎缩性胃炎时用药精、剂量轻,善用经方治疗本病。如喜用《伤寒论》之小陷胸汤为基本方加减治疗慢性萎缩性胃炎症见胸脘痞闷,按之则痛者。方中全瓜蒌(气滞者多用瓜蒌皮,大便干结者用全瓜蒌)宽胸散结,用量在 30 g 左右;法半夏化痰、开结、降逆,用量 6～9 g;川黄连清热泻火,用量仅 3 g,小剂量黄连具有健胃功效。嗳气频繁者,多用选用苏梗;胃脘痞满者,加陈皮、枳壳宽中理气;胃脘痛者,加用理气止痛药,多选香附、延胡索、郁金,不主张用苦寒的川楝子,也很少选用疏肝理气药,如柴胡、香橼、佛手等;有胃脘烧灼,舌红或苔黄等热象者,可加一二味清热药,常选黄连、黄芩、连翘、蒲公英等;有神疲乏力、舌质偏淡者,适当加太子参、红景天补益中气,很少应用黄芪、党参等温补之药,以免气机阻于中焦;若有苔少、口干、咽部异物感等阴虚火旺之象者,则可合用玄麦桔甘汤养阴清热。余莉芳认为慢性萎缩性胃炎是慢性病,临证时病机已明,治法方药不宜变动太大、太多,贵在守方,以达绳锯木断的效果。

3. **谨守古训,固护胃阴**　古训言"阳明燥土,得阴自安,以脾喜刚燥,胃喜柔润也",阐明胃的生理特性"喜润而恶燥"。余莉芳结合多年的临床经验发现慢性萎缩性胃炎胃阴亏虚者较多见,与患者嗜食辛辣、情绪焦虑、失治误治暗伤胃阴相关,因此尤其倡导"滋养生津"法。善用北沙参、麦冬、石斛、玉竹等滋阴而不滋腻之药,胃阴不足者用之,即使没有明显的胃阴不足表现,只要用理气、燥湿药,总要加上一二味养阴药,旨在固护胃阴,避免理气、燥湿药香燥伤阴之弊,创立的"养阴和胃汤"是治疗慢性萎缩性胃炎的典型方药。方用北沙参、麦冬、玉竹、广郁金、丹参、川连、半夏、瓜蒌皮、生薏苡仁、藤梨根等。方中用北沙参、麦冬、玉竹既能滋阴益胃,又兼制了方中理气药物的香燥之性;广郁金舒肝解郁;丹参活血化瘀,对合并肠化、不典型增生者效果更好;川连、藤梨根清胃泄热;瓜蒌皮行气宽中通腑;半夏、生薏苡仁和胃化湿;诸药合参,共奏滋养胃阴,理气和胃之效。在治疗慢性萎缩性胃炎中取得了非常好的疗效。

4. **久病入络,气血同治**　叶天士《临证指南医案》中指出:"病初在经,久病入络,以经主气,络主血。"慢性萎缩性胃炎伴肠化及不典型增生者,病程尤长,患者病程一般都在数年,甚至数十年,余莉芳认为其原因是正虚邪恋,正邪胶着,不能祛邪外出,久而气滞,进而血瘀,终致他变丛生。慢性萎缩性胃炎患者多有不同程度胃脘部疼痛,部位固定,正是瘀血阻络的表现。余莉芳根据"气为血之帅,气行则血行"的理论,提出"调气化瘀"的方法治疗慢性萎缩性胃炎,调气不外补气、行气、降气,补气多选用太子参、茯苓、白术、山药、黄精等健脾益气药;行气多选用香附、郁金、延胡索、陈皮、木香等药;降气多选用枳壳、枳实、苏梗、代赭石、半夏、旋覆花等;而很少应用破气药,如青皮、三棱等;肠上皮化生者加用活血化瘀药,如丹参、莪术、刘寄奴等,意在化瘀生新;伴有不典型增生者多加用白花蛇舌草等。而且在临床上调气与活血并用,才能达到良好的效果。

5. **中西合参,从心施治** 余莉芳临床中在治疗慢性萎缩性胃炎时发现,该病患者多数反复就医,由于对自身疾病缺乏正确认识,对疾病产生不同程度的恐惧、焦虑。此类患者的共同特点是经久不愈,除了消化不良症状外多伴有烦躁、情绪激动、兴趣丧失、失眠多梦、不明原因体重下降、后背痛等症状,既往医家多数认为肝气犯胃,脾虚肝郁为其主要病机,余莉芳早期也曾运用四逆散、柴胡疏肝散、丹栀逍遥散等为基本方进行治疗,但效果不理想,甚至有些患者症状加重。余莉芳根据《黄帝内经》"心主神明""主明则下安,主不明则十二官危"的理论,提出心神失养,情志失调的病机,探讨采用养心安神的方法进行治疗,加用茯神、灵磁石、百合、夜交藤等药物,取得了一定疗效,但疗效有限,因此提出治疗慢性萎缩性胃炎伴有焦虑抑郁的患者,不盲目依赖中药,也不过分排斥西药,强调一切从患者的病情出发,以中医辨证论治为基础,结合 SAS 焦虑抑郁自评量表,一旦诊断明确,即采用西药抗焦虑抑郁的药物干预治疗。如伴情绪焦虑、大便溏薄、失眠梦多、舌苔黄腻,可选用黛力新;体重下降者,可选米氮平;伴兴趣丧失、少言寡语、大便干结者,选用百优解、赛乐特等,中西药合理的结合,病情可明显缓解。另外,余莉芳认为心理疏导也有十分重要的作用,就诊时应仔细听取患者主诉,分析疾病的原因,对其进行心理治疗。

另外,余莉芳还十分重视饮食调理对萎缩性胃炎预后的影响,强调该类患者脾胃已虚,不耐煎炸、辛辣、寒凉、肥甘厚味之品,应该慎食,必要时可让患者对平时的饮食情况进行记录,以便医生对其进行饮食指导。

四、小陷胸汤的临床应用

小陷胸汤出自张仲景《伤寒论》小结胸证,原文:"小结胸病,正在心下,按之则痛,脉浮滑者,小陷胸汤主之。"小结胸的成因多是表邪入里,或表证误下,邪热内陷,与心下(胃脘部)痰饮相结而成。小结胸病,邪浅热轻,其证心下硬满,按之则痛,不按则不痛。其脉浮滑,浮主阳邪,滑主痰,为痰热互结之象。由此不难看出小结胸证主症为心下痞满。病位在胃脘部。病机为痰热相结。治则以清热涤痰开结为主。小陷胸汤由黄连、半夏、全瓜蒌三味药组成,方中黄连苦寒,以清泄心下(胃脘部)之结热。因邪在心下,则胃气不行,痰饮留聚,故以半夏辛开化痰蠲饮。全瓜蒌甘寒滑润,清热开结涤痰之功尤胜。三物合用,痰热各自分消,则无结滞之患。鉴于小陷胸汤以上特性,临床上余莉芳灵活用于慢性萎缩性胃炎、功能性消化不良、慢性胆囊炎、便秘的治疗,每见奇效,以下各选一案举例说明。

1. **慢性萎缩性胃炎**　汪某,女,47岁。有慢性萎缩性胃炎史6年。近3个月胃脘部灼痛反复发作,烦躁易怒,嗳气,咽部痰多,口苦口干,纳差,大便干结,舌质偏红,苔黄腻,脉细滑。证属肝胃郁热,日久聚湿成痰,痰热内蕴,壅塞气机,不通则痛。治拟清热化痰,理气开结。药用:黄连3g,半夏8g,全瓜蒌30g,柴胡6g,制香附10g,陈皮5g,黄芩、延胡索、枳壳各10g,代赭石(先煎)30g,厚朴5g,刘寄奴、炒谷芽、炒麦芽各15g,生甘草5g。服药7剂,胃脘部灼痛好转,口苦口干减轻,大便质软。原方加焦三楂12g,再进14剂,胃脘部灼痛偶作,胃纳渐增,苔黄腻渐化。守原方续治,上方去厚朴、延胡索,加北沙参12g,调治3个月,病情无反复。

按:本案以胃脘部灼痛为主症,当属中医学"胃痛"范畴。胃痛的病理因素涉及寒凝、食积、湿热、瘀血多端,究其病机特点都是影响了胃气的和降,导致气机不畅,不通则痛而发病。元代朱丹溪认为气滞日久不散,郁而生热,或素有热,虚热相搏,结郁于胃而痛,或有食积痰饮,或气与食相结不散,停积胃脘而痛。本案患者平素烦躁易怒,有气郁之隐患,肝气郁结,日久化热,肝胃郁热,聚湿成痰,痰热内蕴,壅塞气机,不通则痛,表现在症状上可见胃脘部灼热疼痛;胃气上逆可见嗳气;痰热相结可见口苦口干、大便干结;苔黄腻,舌偏红,脉细滑均为痰热内蕴之象。故治疗以清热化痰为主,佐以疏肝和胃,小陷胸汤加减。方中黄连清胃热,半夏化痰,全瓜蒌清热涤痰,三味主药配合相得益彰,加之辅助柴胡、制香附疏肝解郁;陈皮、厚朴健脾化湿;炒谷、麦芽消食导滞。全方理法方药合理,痰热得清,肝气得疏,故诸症迎刃而解。

2. **功能性消化不良**　张某,男,48岁。患者有饮酒史数年,近2个月胃脘部胀满痞闷不适反复发作,嗳气频频,口苦口干,纳可,大便欠畅,舌质红,苔黄腻,脉细滑。胃镜检查未见异常。此乃嗜酒过度,酿生湿浊,聚湿成痰,日久化热,痰热内蕴,阻滞气机,气机升降失调而成。治拟清热化痰,调畅气机。药用黄连3 g,半夏6 g,全瓜蒌27 g,厚朴、陈皮各6 g,枳实9 g,白蔻仁(后下)3 g,代赭石(先煎)30 g,广木香6 g,莱菔子、炒谷芽、炒麦芽各9 g,生甘草3 g。服药7剂,胃脘胀满痞闷减轻,嗳气好转,大便通畅,仍有口苦口干。原方加北沙参12 g,黄芩10 g,再服14剂,口苦口干好转,苔黄腻渐化。守原方续治14剂,以巩固疗效,药后症缓。医嘱患者戒酒,病再无反复。

按:本案以胃脘部胀满痞闷为主诉,当属中医学"胃痞"范畴。无外乎诸多病因造成气机壅塞不畅,升降失调而为病。元代朱丹溪认为"瞋满痞塞者皆土之病也",具体病因有中气虚弱、饮食痰积和湿热太甚。本案患者有饮酒史数年,易损伤脾胃,脾失健运,可致津液运化输布障碍,故湿从内生,聚湿生痰,日久化热,痰热内蕴,阻滞气机,气机升降失调,表现在症状上可见胃脘部胀满痞闷;胃气上逆则见嗳气频频;痰热相结可致口苦口干、大便欠畅;苔黄腻,舌质红,脉细滑均为痰热内蕴之象。故治疗以清热化痰为主,佐以调畅气机,小陷胸汤加减。方中黄连清胃热,半夏化痰,全瓜蒌清热涤痰,清化痰热之效显见。再配合陈皮、广木香、白蔻仁、厚朴理气化湿;代赭石降逆和胃;枳实行气消痞,以调畅气机。诸药配伍得当,故取效颇佳。在治疗同时,当嘱患者戒酒,对疾病康复十分有利。

3. **慢性胆囊炎** 王某,女,45岁。患者右胁部疼痛反复2周,进食油腻之品为甚,口苦口干,胸闷脘胀,大便干结,纳可,苔黄腻,舌质红,脉细弦。B超检查示胆囊炎。辨证当属饮食肥甘,伤及脾胃,生痰生湿,郁久化热,痰热内蕴,熏蒸肝胆,阻碍气机而病。故治拟清热化痰,疏肝利胆。药用黄连3 g,半夏6 g,全瓜蒌27 g,陈皮6 g,制香附、延胡索、郁金、赤芍各9 g,丹参18 g,金钱草15 g,柴胡、甘草各6 g。服药7剂,胁痛减轻,胸闷脘胀好转,仍感口苦,大便干结。原方加枳实、蒲公英各15 g,再进14剂,大便通畅,口苦减轻。守原方续治1个月,症情稳定。

按:本案患者以胁肋部疼痛为主诉,当属中医学"胁痛"范畴。胁痛的病理因素主要有气滞、湿热、血瘀等。病机特点主要为肝胆脉络不通,"不通则痛"。《素问·脏气法时论》说:"肝病者,两胁下痛。"并认为导致本病的原因有寒、热、瘀等方面。本案患者胁痛与进食油腻有关,而肥甘之品易损伤脾胃,造成运化失职,津液输布不利,生湿生痰,郁久化热,痰热内蕴,熏蒸肝阳,肝胆脉络不通,气机不利,不通则痛,表现在症状上可见胁肋部疼痛,胸闷脘胀;痰热内蕴可见口苦口干,大便干结;苔黄腻,舌质红,脉细弦均为痰热内蕴之象。故治拟清热化痰,佐拟疏肝利胆,小陷胸汤加减。方中黄连清热,半夏化痰,全瓜蒌清热涤痰,三药合用,针对痰热内蕴之基本病机,共奏清热化痰之功。再佐拟柴胡、制香附、广郁金疏肝理气;金钱草利胆;芍药、甘草缓急止痛;延胡索理气止痛。全方主次分明,疗效显著。

4. 便秘　王某,女,34 岁。患者大便干结反复 1 个月,大便如栗状,2～4 日一行,口苦口干,脘腹胀闷,牵及两胁,舌质红,苔黄腻,脉细滑。患者平素喜食辛辣之品。良由过食辛辣厚味,损伤脾胃,运化失职,痰湿内生,郁而化热,痰热相结,气机不畅,大肠传导失常,糟粕内停而为病。故治拟清热化痰,润肠通便。药用黄连 3 g,半夏 6 g,全瓜蒌 30 g,炒枳实 15 g,厚朴 5 g,火麻仁 30 g,制香附、延胡索各 10 g,陈皮 5 g,莱菔子 15 g,焦六曲 10 g,生甘草 5 g。服药 7 剂,大便干结好转,成形,1～2 日一行,脘腹胀闷减轻,仍有口干。原方加北沙参、麦冬各10 g,再进 14 剂,口干好转,大便正常,每日一行。守原方续治 2 周,病情痊愈。医嘱患者忌食辛辣之品,多饮水。

按:本案患者以大便干结为主诉,当属中医学"便秘"范畴。便秘的基本病机特点为大肠传导失常,气机不畅,糟粕内停。同时亦与肺、脾、胃、肝、肾等脏腑的功能失调息息相关。其中脾气虚弱,失于运化,阳明积热,胃失和降,均可使肠道传导功能失常,气机不畅而为病。正如金代李东垣《兰室秘藏·结燥论》说:"若饥饱失节,劳役过度,损伤胃气,及食辛辣厚味之物,伏于血中,耗散真阴,津液亏少,故大便燥结。"指出便秘与饮食因素有关。本案患者由于平素过食辛辣厚味,易损伤脾胃,失于健运,痰湿内生,郁而化热,痰热相结,气机不畅,大肠传导失常,糟粕内停,表现在症状上可见大便干结,胸闷脘胀;痰热内蕴可见口苦口干;舌质红,苔黄腻,脉细滑均为痰热内蕴之象。故治疗拟清热化痰为主,佐以润肠通便,小陷胸汤加减。方中黄连清热,半夏化痰,全瓜蒌清热涤痰,三味主药合用起到清热化痰功效。同时配合枳实、火麻仁润肠通便;莱菔子、焦六曲消食除胀;全方理法明晰,用药疗效颇佳。同时嘱患者忌食辛辣之品,多饮水亦不失良策。

上述 4 例病案虽为不同病证,但究其基本病机、主症、舌苔、脉象均与小陷胸汤相似,故应用小陷胸汤加减治疗取效颇佳。由此进一步体现了中医辨证论治思想及异病同治理念。

五、治疗脾胃病经验窥见

1. 明病机、守治法,用药精炼灵活　余莉芳治疗脾胃病问诊细致,诊断思路清晰,重视脾胃的生理功能,根据不同疾病明辨病机,用药循序渐进。其根据多年临床实践总结出多个经验方,如治疗胆汁反流性胃炎的"纳达口服液",治疗脂肪肝的"消脂保肝方",以及治疗习惯性便秘的"芪榔合剂"等,均体现了这一特点。余莉芳诊治脾胃病遵循"脾宜升则健,胃宜降则和"的观点。如治疗慢性胃炎,为使脾胃之气得顺,喜用《伤寒论》之小陷胸汤。方中全瓜蒌(理气多用瓜蒌皮,大便不畅者用全瓜蒌)清化通痞,用量 10～30 g;法半夏降逆和胃,用量 5～9 g;川黄连泄热健胃,用量 3 g,亦取辛开苦降之意。胃脘痞满者加陈皮、枳壳宽中理气;胃脘痛者加一二味理气止痛药,多选香附、延胡索,不主张用偏于苦寒的川楝子,亦少用升提的柴胡;有胃脘灼热感,舌质偏红或苔黄等热象者,可加一二味清胃药,常选黄芩、芙蓉叶或蒲公英。余莉芳认为,对于慢性脾胃病用药宜循序渐进、精炼灵活,不能图快一时,以免苦寒重伤其胃;胃炎不等于胃热,亦有属虚属寒者,明辨病机为要。有神疲乏力、舌质偏淡者,加太子参、黄芪补益中气;若有苔少、口干等阴津不足之象者,则酌加沙参、芦根等养阴生津;有肠上皮化生者,加刘寄奴、莪术等,意在化瘀生新;伴有不典型增生者,加服"平消胶囊"(由西安正大药业生产),日服 3 次,每次 3 粒,疗效满意。余莉芳认为,脾胃病多为慢性病,病程长,病机既明,则治法方药不宜变动太大、太多,贵在持之以恒,可以随症变化做小小加减。

2. **辨证遵循古训,治疗重视养阴** 胃的生理功能特点之一是"喜润而恶燥"。余莉芳临证重视养阴药的应用,喜用沙参、麦冬、芦根、石斛、玉竹等养阴而不滋腻、滋补而不碍胃之品,不但见胃阴不足者用之,即使没有明显的胃阴不足,只要用理气药,总要加上一味养阴药,旨在避免理气止痛药香燥伤津之弊。如在治疗胆汁反流性胃炎时,根据胆胃气逆,郁而化热的病机,研制出降逆和胃清热之经验方"纳达口服液",重点选用姜半夏、代赭石降逆和胃,芙蓉叶、黄芩清解胃热,方中枳实、川厚朴、制大黄为小承气汤方,取"六腑以通为用"之意。同时认为该病由于反复呕恶,加上久病郁热,胃阴损伤在所难免,故遵循叶天士所述"阳明阳土,得阴自安……以胃喜柔润也",方中亦加用沙参、玉竹,以柔润生津,养阴护胃。如此既缓解理气药香燥之性,又调和方药之味,在治疗中起到了事半功倍的功效。

3. **重视衷中参西,辨病辨证结合** 余莉芳治疗慢性脾胃病以及合并抑郁焦虑症的患者,决不因过分强调中医诊治,而排斥西医西药的应用;强调一切应该从患者病情出发,注重辨病和辨证相结合。在治疗以中老年人居多的慢性萎缩性胃炎等疾病时,不主张盲目地一味应用传统的温补之剂,也不主张单纯用清热解毒之法,而是将临床传统的中医辨证论治和西医的微观辨病相结合(临床诊断结合胃镜检查),根据不同证型用药的同时适当考虑加用能防治癌前期病变、防治肠上皮化生及不典型增生的中药,此所谓中药西用。在治疗胃肠病合并抑郁焦虑症时,余莉芳认为,此类患者虽归属于中医学"胃痛""胃痞""腹痛""呕吐""便秘"等范畴,但部分患者病机为脾胃虚弱在先,痰湿内生在后,复因久病情志所伤,肝郁气滞,横逆乘土,重伤脾胃,有湿阻化热伤阴之象,故采取异病同治的方法治疗。而对于一些久病难愈的患者,则以中医辨证施治为主,配合应用抗抑郁焦虑的西药,此可谓西药中用。辨证用药以六君子汤为基本方,酌加郁金、香附、八月札、法半夏、焦山栀、知母等,注意疏肝解郁而不伤阴,清化湿热而不过凉,并选用麦冬、夜交藤、灵磁石等安神宁心药,同时适量选用黛力新、舒必利、百优解、赛乐特等抗抑郁、抗焦虑西药,使中西医有机地结合,缩短了疗程。

4. 强调身心结合,注重情绪疏导 随着生活、工作节奏的不断加快,社会竞争的日益激烈,现代社会的抑郁焦虑症的发病率逐渐增高。大部分医家认为此类身心疾病均属中医"郁证"范畴,病机归咎于情志所伤,肝气郁结,治疗喜用柴胡疏肝散、丹栀逍遥散等疏肝解郁之剂,却往往不能取得满意疗效。余莉芳在近年的临床实践中,感悟到很多脾胃病患者或多或少伴有此类身心疾患,因其临床表现多与中医的"胃痛""胃痞""呕吐""腹痛""腹泻""便秘"等疾患相混杂而常被忽视,故在诊治时重视察颜观色,交谈询问,结合心理测试评分,明确诊断,采取中西医结合方法治疗,同时每次诊治务必帮助患者疏导情绪,细挖发病根源,以尽快杜绝病因,从而取得了显著的疗效。

5. 典型病例

病例1:胡某,女,50岁,2005年11月3日初诊。患者反复胃脘胀痛多年,外院胃镜检查提示"慢性浅表性胃炎伴糜烂、反流性食管炎"。病已多年,治疗少效。刻下中脘部痞满,时伴嗳气,泛吐苦水,大便易溏,舌质偏红,苔少,脉细滑。中医诊断为胃痞,证属气阴两虚,脾胃失和,治拟益气健脾,养阴和胃。处方:北沙参10g,炒白术10g,白茯苓20g,法半夏5g,陈皮5g,生代赭石(先煎)15g,广木香5g,延胡索10g,制香附10g,炒谷芽、炒麦芽各15g,煅乌贼骨15g,炒薏苡仁20g,生甘草5g。二诊(12月1日):大便日行2次,多不成形,频繁嗳气,烦躁易怒后中脘时觉胀闷、刺痛,舌质偏红,苔薄白,脉细滑。原方去沙参、广木香,加苏梗5g,丹参15g,刘寄奴15g,芡实30g,淮小麦30g,改白茯苓为30g,法半夏为9g。三诊(12月15日):中脘疼痛缓解,纳、便已调,舌边偏红,苔薄,脉细滑。继服初诊(11月3日)方药。患者前后经治2个月,中脘部转舒,偶有嗳气,大便自调。

按：本案为慢性浅表性胃炎伴糜烂、反流性食管炎的更年期妇女，久病脾胃失和，气阴耗伤。脾失健运，食谷不化，则大便溏薄；胃失和降，则嗳气频频、泛吐苦水；阴津不足，则舌红、苔少。时令秋冬凉燥节气，余莉芳选用气阴双补法，药用北沙参养阴益气，炒白术、白茯苓、炒薏苡仁清补脾气，法半夏、生代赭石降逆和胃，煅乌贼骨止酸护胃，广木香、延胡索、制香附、刘寄奴等行气化瘀，淮小麦养心安神。药证相符，经治2个月，终使患者气机调畅，情志得舒，脾胃安健，病势缓解。

病例2：朱某，女，56岁，2007年4月11日初诊。患者反复中脘胀满、大便秘结10余年。刻下口渴欲饮，嗳气时作，大便数日而行，症情随情志变化而加剧，舌质红，苔少，脉弦细。有轻度脂肪肝、肝血管瘤病史，外院胃镜及病理检查提示慢性萎缩性胃炎轻度伴中度肠化生，肠镜检查未见异常。中医诊断为便秘、胃痞，证属肝郁气滞，横逆乘土，郁久伤阴，以致阴虚肠燥，胃失和降，治拟养阴润肠，降逆和胃。处方：北沙参12 g，麦冬12 g，生代赭石（先煎）30 g，制半夏8 g，陈皮5 g，玉竹10 g，天花粉15 g，全瓜蒌30 g，大腹皮10 g，丹参15 g，藤梨根15 g，生甘草5 g。诊治时经交谈询问，得知患者身为律师，长期工作繁重、紧张，情绪焦虑不安，结合心理测试，患者抑郁焦虑症自评量表评分逾40分，明确诊断后每逢诊治时必疏导患者情绪，以助排遣烦忧，另加舒必利50 mg，每日2次，餐前口服。二诊（5月11日）：胃脘嗳气已见好转，情绪稳定，大便虽能日行1次，但仍不畅，舌红，苔少，脉弦细。原方去半夏、陈皮，加炒枳实15 g。三诊（5月23日）：嗳气明显减少，口渴已除，大便有时尚欠畅，舌淡红，苔薄黄，脉细。原方炒枳实改为10 g，去天花粉，加知母10 g，余药不变。患者经治2个月余后大便自调，以后自行间断服用上方。1年后复查胃镜，病理检查提示慢性非萎缩性胃炎，B超复查提示"脂肪肝倾向"。

按：本案确诊为慢性萎缩性胃炎，萎缩轻度，伴中度肠化生，有习惯性便秘、脂肪肝病史，时值更年期，舌红苔少为阴虚火旺之明证。阴津不足，胃失和降，肠道失润，气机阻滞，日久热瘀互结中焦，更伤其阴。余莉芳避用大黄之类攻伐较甚的药物，而选用北沙参、麦冬、玉竹、天花粉等较为平和的养阴润肠药物，配以全瓜蒌、大腹皮、炒枳实降气通腑，知母、丹参、藤梨根清热化瘀。同时衷中参西、身心结合，加用小剂量抗焦虑西药舒必利，终使患者病情日渐好转，胃脘安适，腑气畅通。

附　篇

一、承担国家自然科学基金项目

承担国家自然科学基金项目 7 项,其中面上项目 5 项,青年项目 2 项,如下。

(1) 柴胡皂苷 d 通过 TXN/PKA/Drp1 抑制线粒体异常分裂缓解肝纤维化,2024.1—2026.12,在研。

(2) 疏肝和胃方通过 PAR2 通路协同改善胃食管反流病中成纤维细胞和巨噬细胞介导的炎症微环境及机制研,2022.1—2025.12,在研。

(3) 基于 CSF-1/CSF-1R 通路调节肝癌微环境中 M2 型巨噬细胞的迁移探究解毒颗粒预防肝癌术后复发转移机制,2020.1—2022.12,已结题。

(4) 基于 PAR2 活化-黏膜损伤-动力异常环路探讨 rGERD 的发病机制及疏肝和胃方整体调控的科学内涵,2019.1—2022.12,已结题。

(5) 人参总皂苷通过 Hippo 信号通路重塑肝脏免疫微环境治疗自身免疫性肝炎的机制研究,2019.1—2022.12,已结题。

(6) 基于 ERβ-自噬途径对 ROS/NLRP3 信号通路的负调控探讨柴胡皂苷 d 抗肝纤维化作用机制,2016.1—2019.12,已结题。

(7) 人参皂苷增强糖皮质激素作用及其分子机制,2005.1—2007.12,已结题。

二、承担省部级科研项目

承担省部级科研项目 7 项,如下。

(1) 上海市科学技术委员会项目:柴胡皂苷 d 通过调节生物钟抗肝纤维化的分子机制研究,2022.4—2025.3,在研。

(2) 上海市科学技术委员会项目:芪榔方治疗顽固性便秘的中药新药临床前研究,2022.4—2025.3,在研。

(3) 上海市自然科学基金项目:基于 Ca^{2+} 介导 PAR2 通路探讨疏肝和胃方

治疗难治性胃食管反流病的作用机制,2018.6—2021.5,已结题。

（4）上海市自然科学基金项目：柴胡皂苷 d 类雌激素样效应与肝纤维化作用研究,2010.1—2012.12,已结题。

（5）上海市科学技术委员会引导类项目：疏肝健脾养心方治疗慢性病伴焦虑抑郁状态"异病同治"的临床研究,2016.1—2018.12,已结题。

（6）上海市科学技术委员会项目：理中复元方结合针法治疗脾虚痰瘀型慢性萎缩性胃炎的规范化研究,2014—2017,已结题。

（7）上海市科学技术委员会项目：荷泽降脂口服液治疗肝郁脾虚型非酒精性脂肪肝的临床再评价研究,2010—2014,已结题。

三、承担局级科研项目

承担局级科研项目 14 项,如下。

（1）2020 年上海中医药大学后备卓越中医人才项目,2020.10—2023.9,在研。

（2）2022 年度上海中医药大学附属医院"临床研究型骨干人才培养计划",2023.1—2025.12,在研。

（3）上海市卫生健康委员会中医药科研项目：柴胡皂苷 d 通过 lncRNA-MEG3 促进 Vimentin 蛋白降解发挥抗肝纤维化的作用及机制研究,2022.10—2024.9,在研。

（4）上海中医药三年行动计划项目：中医重点专科培育项目,2019.6—2021.5,已结题。

（5）上海中医药大学预算内项目：柴胡皂苷 d 通过调控 LncRNA MEG3-miR21 途径抗肝纤维化的作用机制,2019.1—2020.12,已结题。

（6）上海中医药三年行动计划项目：中医经典病房建设试点,2018.9—2020.12,已结题。

（7）上海中医药大学第十七期课程建设一般项目：中医经典在胃痞病教学模式中的应用研究,2018.4—2019.3,已结题。

（8）上海市卫生健康委员会项目：中医优势病种培育项目（功能性便秘）,2017.10—2019.10,已结题。

（9）上海市卫生健康委员会项目：理中复元方结合穴位敷贴技术治疗脾虚痰瘀型慢性萎缩性胃炎的临床研究,2017—2019,已结题。

（10）上海市教育委员会项目：芪榔合剂治疗慢传输型便秘临床及机制研究，2011.1—2013.12，已结题。

（11）上海市卫生局项目：荷泽降脂口服液治疗肝郁脾虚型非酒精性脂肪肝的临床疗效和安全性再评价研究，2014—2016，已结题。

（12）上海市卫生局项目：荷泽降脂口服液治疗非酒精性脂肪肝的规范化研究，2012—2015，已结题。

（13）上海中医药大学校级课题：加味纳达合剂治疗胆汁反流性胃炎合并黄疸的临床观察，2010—2013，已结题。

（14）上海市教育委员会项目：芪榔合剂通过调节结肠水代谢平衡治疗功能性便秘的实验研究，2011.4—2013.4，已结题。

四、承担院级科研项目

承担院级科研项目 7 项，如下。

（1）上海医学创新发展基金会未来计划项目：人参皂苷通过 GR 调控 S1P-S1P 受体轴治疗溃疡性结肠炎的分子机制研究，2022—2024，在研。

（2）上海医学创新发展基金会未来计划项目：柴胡皂苷 d 通过 lncRNA-MEG3 促进 Vimentin 蛋白降解发挥抗肝纤维化的作用及机制研究，2021—2023，在研。

（3）上海市中医医院育苗人才培养计划（科研型）：2020—2021，已结题。

（4）上海市中医医院：护胃化疣方治疗慢性萎缩性胃炎伴肠化的临床观察，2010—2013，已结题。

（5）上海市中医医院：护胃化疣汤治疗疣状胃炎的临床观察，2008—2010，已结题。

（6）上海市中医医院：以风、毒论治溃疡性结肠炎的临床研究，2005—2007，已结题。

（7）上海市中医医院：舒肝分清合剂治疗肠易激综合征的临床研究，2003—2005，已结题。

五、获科技成果奖

获科技成果奖 12 项，如下。

（1）柴胡皂苷 d 类雌激素样作用的发现及其抗肝纤维化的机制研究，中国中西医结合学会科技进步奖三等奖，李勇排名第一，2021 年。

（2）柴胡皂苷 d 类雌激素样作用的发现及其抗肝纤维化的机制研究，上海市中西医结合学会科技进步奖一等奖，李勇排名第一，2020 年。

（3）疏肝和胃法治疗难治性胃食管反流病的临床应用与作用机制，上海中医药科技奖一等奖，孙永顺排名第三，2020 年。

（4）胃食管反流病中医诊疗与作用机制，中华中医药学会科学技术奖三等奖，孙永顺排名第三，2013 年。

（5）人参皂苷新作用靶点及其临床应用，国家科技技术进步奖二等奖，李勇排名第一，2011 年。

（6）胃食管反流病中医诊疗与作用机制，中国中西医结合学会科学技术奖三等奖，孙永顺排名第三，2011 年。

（7）柴胡皂苷 d 雌激素样作用的发现及作用机制研究，上海中医药科技奖三等奖，李勇排名第一，2011 年。

（8）胃食管反流病中医诊疗与作用机制，上海市科技进步奖三等奖，孙永顺排名第三，2011 年。

（9）疏肝和胃法治疗酸碱混合反流性食管炎的作用机制和临床应用，上海中西医结合科学技术奖三等奖，孙永顺排名第三，2010 年。

（10）人参皂苷的新作用靶点及其临床应用，上海市科学技术奖一等奖，李勇排名第七，2010 年。

（11）阴虚、阳虚证的糖皮质激素受体变化特点及中药的调节作用，上海市科学技术奖二等奖，李勇排名第八，2006 年。

（12）阴虚阳虚与糖皮质激素受体关系研究，中国中西医结合学会科学技术奖一等奖，李勇排名第八，2006 年。

六、编写著作

编写专著 15 部，如下。

（1）《吃出健康来：胃肠病饮食调养》，上海浦江教育出版社，2018 年，余莉芳主编。

（2）《消化道常见疾病有问必答》，上海浦江教育出版社，2017 年，余莉芳主编。

（3）《上海名老中医治疗消化病经验精粹》，中国中医药出版社，2017年，余莉芳主编。

（4）《海上名医张元鼎流派研究》，上海人民美术出版社，2017年，刘晏编委。

（5）《胃食管反流病的中医治疗》，科学出版社，2016年，孙永顺副主编。

（6）《消化内科中西医结合临床手册》，科学出版社，2016年，孙永顺副主编。

（7）《草庐经典诵读》，上海浦江教育出版社，2016年，李毅平参编。

（8）《炎症性肠病》，黑龙江科学技术出版社，2016年，刘晏编委。

（9）《胃食管反流病基础与中西医临床》，上海科学技术出版社，2015年，孙永顺编委。

（10）《中医内科临床手册》，上海科学技术出版社，2005年，余莉芳副主编。

（11）《现代中医免疫病学》，人民卫生出版社，2003年，李毅平参编。

（12）《中医内科病证思辨路径》，上海科学技术出版社，2012年，李毅平参编。

（13）《草庐·讲坛集锦》，上海交通大学出版社，2009年，刘晏参编。

（14）《草庐·医案荟萃》，上海交通大学出版社，2009年，刘晏参编。

（15）《中华脾胃病学》，人民卫生出版社，2016年，孙永顺参编。

七、发表论文

发表核心期刊和 SCI 论文共 119 篇，其中 SCI 论文 16 篇，如下。

（1）Zhang K，Lin L，Zhu Y，et al. Saikosaponin d Alleviates Liver Fibrosis by Negatively Regulating the ROS/NLRP3 Inflammasome Through Activating the ERβ Pathway[J]. Front Pharmacol，2022，13：894981.

（2）Que R，Cao M，Dai Y，et al. Decursin Ameliorates Carbon Tetrachloride-Induced Liver Fibrosis by Facilitating Ferroptosis of Hepatic Stellate Cells[J]. Biochem Cell Bio，2022，100(5)：378–386.

（3）Lin L，Que R，Wang J，et al. Prognostic Value of the Ferroptosis-Related Gene SLC2A3 in Gastric Cancer and Related Immune Mechanisms[J]. Front Genet，2022，13：919313.

（4）Zhang K，Wang J，Zhu Y，et al. Identification of Hub Genes Associated with the Development of Stomach Adenocarcinoma by Integrated Bioinformatics Analysis[J]. Front Oncol，2022，12：844990.

(5) Zhang K, Li J, Shi Z, et al. Ginsenosides Regulates Innate Immunity to Affect Immune Microenvironment of AIH Through Hippo-YAP/TAZ Signaling Pathway[J]. Front Immunol, 2022,13: 851560.

(6) Lin L, Zhou M, Que R, et al. Saikosaponin-d Protects Against Liver Fibrosis by Regulating the Estrogen Receptor-β/NLRP3 Inflammasome Pathway [J]. Biochem Cell Biol, 2021, 99(5): 666 - 674.

(7) Xu R, Lin L, Zhang B, et al. Identification of Prognostic Markers for Hepatocellular Carcinoma Based on the Epithelial-Mesenchymal Transition-Related Gene BIRC5[J]. BMC Cancer, 2021, 21(1): 687.

(8) Chen Y, Que R, Zhang N, et al. Saikosaponin-d Alleviates Hepatic Fibrosis through Regulating GPER1/Autophagy Signaling[J]. Mol Biol Rep, 2021, 48(12): 7853 - 7863.

(9) Que R, Chen Y, Tao Z, et al. Diffusion-Weighted MRI Versus FDG-PET/CT for Diagnosing Pancreatic Cancer: An Indirect Comparison Meta-Analysis[J]. Acta Radiol, 2020,61(11): 1473 - 1483.

(10) Chen Y, Que R, Lin L, et al. Inhibition of Oxidative Stress and NLRP3 Inflammasome by Saikosaponin-d Alleviates Acute Liver Injury in Carbon Tetrachloride-Induced Hepatitis in Mice[J]. Int J Immunopathol Pharmacol, 2020, 34: 2058738420950593.

(11) Sun Y, Li Y, Shen Y, et al. Enhanced Oral Delivery and Anti-Gastroesophageal Reflux Activity of Curcumin by Binary Mixed Micelles[J]. Drug Development and Industrial Pharmacy, 2019, 45(9): 1444 - 1450.

(12) Lin L, Que R, Shen Y, et al. Saikosaponin d Alleviates Carbon-tetrachloride Induced Acute Hepatocellular Injury by Inhibiting Oxidative Stress and NLRP3 Inflammasome Activation in the HL7702 Cell Line[J]. Mol Med Rep, 2018, 17(6): 7939 - 7946.

(13) Que R, Shen Y, Ren J, et al. Estrogen Receptor-β-Dependent Effects of Saikosaponin-d on the Suppression of Oxidative Stress-induced Rat Hepatic Stellate Cell Activation[J]. Int J Mol Med, 2018, 41(3): 1357 - 1364.

(14) Fu Z, Shen Y, Lin L, et al. Association between Toll-Like Receptor 4 T399I Gene Polymorphism and the Susceptibility to Crohn's Disease: A Meta-Analysis of Case-Control Studies[J]. Digestion, 2018, 97(3): 250 - 259.

（15）Zhai X，Liu X，Shen F，et al. Traditional Herbal Medicine Prevents Postoperative Recurrence of Small Hepatocellular Carcinoma：A Randomized Controlled Study[J]. Cancer，2018，124(10)：2161-2168.

（16）Xu R，Lin L，Li Y，et al. Shenqi Fuzheng Injection Combined with Chemotherapy in the Treatment of Colorectal Cancer：A Meta-Analysis[J]. PLoS One，2017,12(9)：e0185254.

（17）汪陆叶,孙永顺.疏肝和胃方对胃食管反流病大鼠食管中 PAR-2、Claudin1、Claudin4 和炎性因子的影响[J].辽宁中医杂志,2023,50(6)：219-223,257-258.

（18）王玮,杜梦蝶,孙永顺.基于"和中复衡"治疗胃食管反流病[J].河南中医,2023,43(6)：836-840.

（19）张克慧,曹梦醒,周蒙恩,等.雌激素受体活化及 Hippo-YAP 信号通路激活与肝脏缺血再灌注损伤相关性研究进展及展望[J].中西医结合肝病杂志,2022,32(5)：475-477.

（20）王杰,丁楚,孙永顺.中医治疗胃食管反流病的临床研究进展[J].中国中医急症,2023,32(3)：535-539.

（21）曹梦醒,师哲,李勇.人参皂苷通过上调糖皮质激素受体表达对 AIH 小鼠肝脏的保护作用[J].湖南中医药大学学报,2023,43(2)：203-210.

（22）刘晓琳,李毅平,林柳兵,等.中医药干预肿瘤炎性微环境研究进展[J].现代中西医结合杂志,2023,32(1)：138-141,146.

（23）张克慧,曹梦醒,师哲,等.肠道菌群改变在肝脏疾病中作用的研究进展[J].国际消化病杂志,2022,42(2)：73-75,80.

（24）张克慧,周蒙恩,曹梦醒,等.人参皂苷治疗自身免疫性肝炎机制研究进展[J].中西医结合肝病杂志,2022,32(2)：189-192.

（25）周蒙恩,陈懿榕,林柳兵,等.加味芪榔方对药物依赖性便秘患者粪便短链脂肪酸的影响[J].中国微生态学杂志,2022,34(9)：1061-1065.

（26）陈懿榕,阙任烨,刘进锴,等.柴胡皂苷 d 对大鼠肝星状细胞 TGFβ-Smad 信号通路 mRNA 表达的影响[J].西部中医药,2022,35(8)：15-19.

（27）曹梦醒,周蒙恩,李勇.加味芪榔方治疗气阴两虚型药物依赖性便秘临床疗效[J].中国实验方剂学杂志,2022,28(24)：145-152.

（28）付裕刚,李家诚,郏莹莹,等.近 40 年中医药干预自身免疫性肝病研究可视化分析[J].中国中医药信息杂志,2022,29(12)：58-63.

（29）阙任烨，沈艳婷，林柳兵，等. 纳达合剂对胆汁反流性胃炎大鼠 ROS-NLRP3 通路的影响[J]. 现代中西医结合杂志，2022,31(4)：439-444.

（30）周蒙恩，张娜，阙任烨，等. 柴胡皂苷-d 对 H_2O_2 诱导的 HL-7702 细胞 ROS 产生及 NLRP3 炎症体的影响[J]. 中国免疫学杂志，2021,37(20)：2470-2474,2481.

（31）张娜，李勇. 柴胡皂苷 d 对抗线粒体损伤保护人肝细胞作用研究[J]. 辽宁中医杂志，2021,48(12)：140-143,226.

（32）周蒙恩，陈懿榕，张娜，等. NLRP3 炎性体在胆总管结扎诱导的肝纤维化大鼠模型中的表达特点[J]. 临床肝胆病杂志，2021,37(9)：2102-2108.

（33）周蒙恩，晏旎，陈懿榕，等. 加味芪榔方治疗气阴两虚型药物依赖性便秘疗效及对血清炎症因子的影响[J]. 现代中西医结合杂志，2021,30(19)：2058-2062,2114.

（34）师哲，周蒙恩，张克慧，等. 加味芪榔方治疗药物依赖性气阴两虚型便秘患者的疗效及对外周血 MTL,VIP,5-HT 和 5-HT4R 的影响[J]. 中国实验方剂学杂志，2021,27(15)：51-56.

（35）陈懿榕，苏凯奇，阙任烨，等. 疏肝健脾养心法对慢性乙型肝炎伴焦虑抑郁状态患者肝纤维化的影响[J]. 吉林中医药，2021,41(5)：614-617.

（36）张娜，李勇. 柴胡皂苷 d 对人肝细胞损伤的保护作用研究及抗肝纤维化机制探讨[J]. 中华中医药学刊，2021,39(12)：21-27,275.

（37）张克慧，周蒙恩，李勇. 基于自身免疫性肝炎的相关认识展望人参皂苷的治疗价值[J]. 医学研究杂志，2021,50(4)：137-139.

（38）师哲，李勇. 人参皂苷对糖皮质激素受体途径调节作用研究进展[J]. 中华中医药学刊，2021,39(11)：162-165.

（39）周蒙恩，晏旎，陈懿榕，等. 加味芪榔方治疗气阴两虚型药物依赖性便秘临床研究[J]. 河北中医，2020,42(12)：1791-1796.

（40）张克慧，李勇. 自身免疫性肝炎病因病理机制研究进展[J]. 辽宁中医药大学学报，2020,22(10)：180-185.

（41）张娜，晏旎，周蒙恩，等. 柴胡皂苷 d 对氧化应激诱导的人肝星状细胞活化后 ROS 形成及 NLRP3 炎小体表达的影响[J]. 时珍国医国药，2020,31(4)：805-809.

（42）张娜，晏旎，周蒙恩，等. NLRP3 炎症小体在急慢性肝脏疾病发生和治疗中的研究进展[J]. 辽宁中医杂志，2020,47(5)：217-220.

（43）苏凯奇，林柳兵，陈懿榕，等.疏肝健脾养心方治疗慢性乙型肝炎肝郁脾虚型的临床研究［J］.天津中医药大学学报，2020，39（2）：164－168.

（44）张娜，李勇.细胞自噬在肺、肝、肾脏器纤维化病变中的作用研究［J］.中国中西医结合消化杂志，2019，27（10）：798－802.

（45）陈懿榕，林柳兵，李勇.腹泻型肠易激综合征中西医研究进展探微［J］.现代中西医结合杂志，2019，28（22）：2496－2500.

（46）苏凯奇，林柳兵，陈懿榕，等.中医药在肝癌介入术后的临床应用现状［J］.吉林中医药，2018，38（12）：1480－1483.

（47）林柳兵，阙任烨，李毅平，等.柴胡皂苷 d 对急性肝损伤小鼠高迁移率族蛋白 B1 表达的影响［J］.时珍国医国药，2019，30（3）：527－531.

（48）孙永顺，朱生樑，王宏伟，等.疏肝和胃方治疗难治性胃食管反流病的临床观察［J］.时珍国医国药，2016，27（10）：2457－2459.

（49）林柳兵，阙任烨，刘进锴，等.柴胡皂苷 d 对活化的 HSC－T6 细胞MMP－1、TIMP－1 表达的影响及其分子机制［J］.世界华人消化杂志，2016，24（8）：1159－1165.

（50）林柳兵，刘进锴，阙任烨，等.柴胡皂苷 d 对肝星状细胞 ERα 和 ERβmRNA 水平的调节［J］.中药药理与临床，2016（1）：35－39.

（51）孙永顺，朱生樑，韩宁，等.难治性胃食管反流病食管运动功能及反流特征的临床研究［J］.胃肠病学和肝病学杂志，2015（12）：1461－1463.

（52）孙永顺，尚盈盈，朱生樑.丁香降气方对反流性食管炎大鼠胃排空及 Cajal 间质细胞影响的实验研究［J］.新中医，2012（10）：130－133.

（53）孙永顺，陈贞羽，朱生樑.胃食管反流病合并幽门螺杆菌感染的中医临床研究［J］.辽宁中医杂志，2012（7）：1347－1349.

（54）林柳兵，王鑫，沈艳婷，等.宝消瘀方联合拉米夫定治疗乙肝后肝硬化（肝郁脾虚型）的临床研究［J］.吉林中医药，2016（6）：589－593.

（55）林柳兵，阙任烨，沈艳婷，等.慢性浅表性胃炎的中西医研究进展［J］.陕西中医，2016，37（8）：1099－1101.

（56）林柳兵，沈艳婷，阙任烨，等.功能性便秘与肠道微生态的中西医研究进展［J］.辽宁中医杂志，2017，44（4）：884－887.

（57）林柳兵，李毅平，阙任烨，等.胃癌术后及化疗后的中医饮食调养［J］.辽宁中医杂志，2019，46（3）：501－503.

（58）林柳兵，沈艳婷，阙任烨，等.李东垣《脾胃论》治未病思想探讨［J］.江苏中医药,2017,49(3)：14-16.

（59）林柳兵,沈艳婷,阙任烨,等.疏肝健脾养心法对功能性消化不良伴焦虑抑郁状态患者血清5-HT、SP、VIP、NPY的影响[J].世界中西医结合杂志,2019,14(7)：966-969.

（60）林柳兵,沈艳婷,阙任烨,等.中西医结合治疗肝胃不和型难治性反流性食管炎28例[J].山东中医药大学学报,2017,41(3)：221-225.

（61）林柳兵,苏凯奇,沈艳婷,等.中西医思维的差异[J].中医学报,2018,33(11)：2133-2137.

（62）林柳兵,周蒙恩,陈懿榕,等.疏肝健脾养心方治疗肝郁脾虚证功能性消化不良伴焦虑抑郁状态的临床研究[J].云南中医学院学报,2018,41(6)：22-27.

（63）林柳兵,赵菁,叶悟,等.中医辨证治疗功能性便秘的临床研究[J].云南中医学院学报,2019,42(5)：12-16.

（64）林柳兵,孙永顺,汤健,等.中医药对功能性便秘患者肠道微生态的影响[J].中医学报,2020,35(7)：1431-1434.

（65）王健,刘义安,汤健,等."芪榔合剂"治疗气阴两虚型慢性功能性便秘100例临床研究[J].江苏中医药,2012,44(7)：24-25.

（66）王健,姜入铭,李勇,等.芪榔合剂对便秘模型小鼠结肠水通道蛋白4、8表达的影响[J].江苏中医药,2013,45(7)：72-74.

（67）王健,汤健,胡晔,等.芪榔合剂对功能性便秘小鼠结肠 AQP4 和 AQP8含量的影响研究[J].现代中西医结合杂志,2017,26(29)：3193-3195.

（68）王健,林柳兵,沈莹,等.疏肝和中汤联合雷贝拉唑治疗肝胃郁热型反流性食管炎临床研究[J].陕西中医,2020,41(2)：168-171.

（69）刘晏,竺世静,刘莉丹.理中复元方联合温脾散穴位敷贴对脾胃虚弱型慢性萎缩性胃炎患者的临床疗效[J].中成药,2020,42(9)：2536-2540.

（70）刘晏,竺世静,吴逸舟,等.温脾散穴位敷贴联合理中复元方对脾虚痰瘀型慢性萎缩性胃炎患者的临床疗效[J].中成药,2019,41(12)：2902-2907.

（71）吴逸舟,刘晏,乐琦琦.脾胃湿热型慢性萎缩性胃炎的分布规律及中医治疗[J].中成药,2018,40(12)：2732-2735.

（72）乐琦琦,刘晏.荷泽降脂口服液对肝郁脾虚证成人血脂异常患者的临床疗效[J].中成药,2018,40(8)：1710-1715.

（73）滕珏雯,刘晏.穴位敷贴治疗慢性胃炎的诊治进展研究[J].中成药,

2017,39(12)：2564 - 2567.

（74）刘晏,殷于磊,乐琦琦.理中复元方结合针刺法治疗脾虚痰瘀型慢性萎缩性胃炎[J].中成药,2017,39(9)：1799 - 1807.

（75）王营,刘晏.针药结合治疗慢性萎缩性胃炎的研究进展[J].中成药,2016,38(11)：2439 - 2443.

（76）刘晏,朱凌云,乐琦琦.安中复原方治疗慢性萎缩性胃炎合并肠化的临床观察[J].中成药,2015,37(12)：2605 - 2610.

（77）刘晏,朱凌云,乐琦琦.菏泽降脂口服液治疗肝郁脾虚型非酒精性脂肪肝的临床研究[J].中成药,2014,36(8)：1607 - 1611.

（78）乐琦琦,刘晏.非酒精性脂肪肝的临床和药理研究进展[J].中成药,2014,36(2)：371 - 376.

（79）李琼,刘晏.胆汁反流性胃炎的中医药治疗进展[J].中成药,2013,35(4)：807 - 811.

（80）李琼,刘晏.慢性萎缩性胃炎的治疗进展[J].中医学报,2013,28(1)：114 - 116.

（81）刘晏,李琼,余莉芳.加味纳达合剂治疗胆汁反流性胃炎合并黄疸的临床观察[J].中成药,2012,34(12)：2248 - 2250.

（82）刘晏,刘定.疣状胃炎中西医治疗进展[J].中国中医药信息杂志,2011,4(18)：106.

（83）刘晏,余莉芳,徐瑛.护胃化疣汤治疗疣状胃炎的疗效观察[J].中国中医药信息杂志,2010,12(17)：63.

（84）刘晏.余莉芳治疗脾胃病经验窥见[J].上海中医药杂志,2009,43(12)：12.

（85）刘晏.清肝消脂方治疗脂肪肝的临床观察[J].四川中医,2008,6(26)：62.

（86）刘晏,张萍,余莉芳.肠愈宁方治疗溃疡性结肠炎40例[J].江苏中医药,2007(4)：25 - 26.

（87）刘晏,张萍,余莉芳."肠愈宁方"治疗溃疡性结肠炎[J].中医杂志,2006,12(47)：81.

（88）刘晏.消化性溃疡胃镜特点和舌苔变化的关系[J].中国消化病基础与临床,2005,6(3)：37.

（89）刘晏,余莉芳.舒肝分清合剂治疗肠易激综合征的临床研究[J].中国消化病学杂志,2002,2(3)：48.

(90) 刘晏.柔肝健脾方治疗肝硬化脾功能亢进症[J].上海中医药杂志,2001(7)：22-23.

(91) 叶悟,方盛泉.中医药治疗胃癌前病变机制研究进展[J].上海中医药大学学报,2012,26(6)：118-121.

(92) 叶悟,方盛泉.基于灰色斜率相似关联度、关联规则知识发现的藿苏养胃口服液治疗胃癌前病变临床疗效模式的数据挖掘研究[C].第二十五届全国中西医结合消化系统疾病学术会议,中国江西南昌,2013.

(93) 叶悟,方盛泉,杨旭明,等.藿苏养胃口服液对胃癌前病变血清胃蛋白酶原影响的临床观察[J].上海中医药杂志,2015,49(5)：41-44.

(94) 叶悟,王健,沈莹,等.健脾通络汤辅助治疗对 Hp 阳性慢性萎缩性胃炎患者血清胃泌素 17、胃蛋白酶原及免疫功能的影响[J].四川中医,2018,36(7)：113-115.

(95) 叶悟,李毅平,孙永顺,等.胃痞病的中医经典教学查房病案 1 则[J].中国中医药现代远程教育杂志,2019,17(21)：103-105.

(96) 刘莉丹,刘晏.健脾利湿法治疗非酒精性脂肪肝的研究进展[J].中成药,2021,43(9)：2454-2458.

(97) 叶悟,王健.自拟疏肝泄热和胃汤联合四联疗法治疗 Hp 阳性慢性胃炎的疗效及对 Hp 根除率的影响[J].四川中医,2020,38(10)：106-109.

(98) 潘相学,王健,叶悟,等.余莉芳运用纳达合剂治疗胆汁反流性胃炎经验[J].山东中医杂志,2019,38(5)：469-471.

(99) 刘晨萍,李毅平.安胃汤加味治疗脾虚血瘀型慢性萎缩性胃炎的疗效及对患者血液流变学的影响[J].上海中医药大学学报,2019,33(1)：28-31.

(100) 李毅平.幽门螺杆菌及其防治[N].上海中医药报,2018-07-27(003).

(101) 刘晨萍,李毅平,李勇.李毅平治疗慢性胃炎经验[J].河南中医,2016,36(9)：1513-1515.

(102) 金芳丽,李毅平.溃疡性结肠炎的中医治疗进展[J].中国当代医药,2016,23(6)：18-21.

(103) 刘晨萍,李毅平,李勇.中医药治疗慢性萎缩性胃炎[J].长春中医药大学学报,2015,31(2)：286-289.

(104) 李毅平,姜入铭,汤健,等.芪榔合剂治疗慢性功能性便秘疗效观察并筛选最佳证型[J].世界中医药,2014,9(8):1031-1033.

（105）姜入铭,李毅平.芪榔合剂治疗气阴两虚型慢性功能性便秘疗效及安全性评价[J].长春中医药大学学报,2013,29(6):972-973.

（106）刘晨萍,李毅平.规范教学查房模式的探索与研究[J].继续医学教育,2013,27(3):32-34.

（107）姜入铭,李毅平.李毅平主任医师治疗慢性胃炎经验[J].长春中医药大学学报,2012,28(6):1005-1006.

（108）姜入铭,李毅平.慢性功能性便秘中西医研究进展[J].河北中医,2012,34(10):1585-1587.

（109）李毅平,王健,汤健,等.芪榔合剂对慢传输型便秘小鼠结肠 Cajal 间质细胞的影响[J].上海中医药杂志,2012,46(1):68-71.

（110）王鹤潼,李勇,李毅平.析功能性消化不良从"心"论治[J].辽宁中医药大学学报,2011,13(10):92-93.

（111）李毅平,刘晨萍,李勇,等.培训考核教学查房成绩分析[J].新疆中医药,2011,29(1):65-66.

（112）李毅平,李勇,余莉芳.慢性胃炎伴抑郁焦虑症之舌苔辨析[J].黑龙江中医药,2010,39(6):3-4.

（113）李毅平,王健,李勇,等.芪榔合剂治疗慢性功能性便秘疗效观察[J].辽宁中医杂志,2008(7):1043-1045.

（114）李毅平,王健.养阴和胃汤合黛力新治疗慢性胃炎伴焦虑状态 55 例疗效观察[J].四川中医,2008(2):51-52.

（115）李毅平,余莉芳.余莉芳小陷胸汤加减临床应用举隅[J].辽宁中医杂志,2006(8):1028-1029.

（116）李毅平.中西医学对"脾"认识的异同[J].黑龙江中医药,2005(4):60.

（117）李毅平.安胃汤治疗慢性萎缩性胃炎[J].湖北中医杂志,2003(7):45-46.

（118）李毅平,余莉芳.慢性胃肠病伴抑郁焦虑症的常见症状辨析[J].吉林中医药,2000(4):9-10.

（119）李毅平.柴胡疏肝散加砭治疗胃肠动力障碍性疾病验案四则[J].陕西中医,1999(8):372-373.

八、荣获专利

荣获专利 4 项，如下。

（1）国家知识产权局颁发的发明专利一项：用于治疗慢性消化道疾病伴焦虑抑郁状态的中药组合物（专利号 ZL201811257739.5），第一申请人李勇。

（2）国家知识产权局颁发的发明专利一项：一种治疗慢性萎缩性胃炎的中药组合物及其应用（专利号 ZL201710629345.7），第一申请人刘晏。

（3）国家知识产权局颁发的发明专利一项：一种穴位敷贴外治脾胃虚寒型慢性胃炎的中药组合物及其应用（专利号 ZL201910130601.7），第一申请人刘晏。

（4）国家知识产权局颁发的发明专利一项：一种治疗肝郁脾虚型非酒精性脂肪肝的中药组合物及应用（专利号 ZL201711363136.9），第一申请人刘晏。

主要参考文献

［1］　余莉芳,李勇.上海名老中医治疗消化病经验精粹［M］.北京：中国中医药出版社,2007.

［2］　余莉芳,李毅平,孙永顺,等.吃出健康来：胃肠病饮食调养［M］.上海：上海浦江教育出版社,2018.